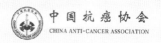

中国抗癌协会
CHINA ANTI-CANCER ASSOCIATION

头颈肿瘤

中国肿瘤整合诊治指南（CACA）

CACA GUIDELINES FOR HOLISTIC INTEGRATIVE MANAGEMENT OF CANCER

2022

丛书主编 ◎ 樊代明

主　编 ◎ 高　明　房居高

U0244972

天津出版传媒集团

天津科学技术出版社

图书在版编目(CIP)数据

中国肿瘤整合诊治指南. 头颈肿瘤. 2022 / 樊代明
丛书主编; 高明, 房居高主编. -- 天津: 天津科学技
术出版社, 2022.6
ISBN 978-7-5742-0115-6

Ⅰ.①中… Ⅱ.①樊… ②高… ③房… Ⅲ.①头颈部
肿瘤—诊疗—指南 Ⅳ.①R73-62

中国版本图书馆CIP数据核字(2022)第104144号

中国肿瘤整合诊治指南. 头颈肿瘤. 2022
ZHONGGUO ZHONGLIU ZHENGHE ZHENZHI ZHINAN.
TOUJING ZHONGLIU.2022

策划编辑: 方　艳

责任编辑: 张建锋

责任印制: 兰　毅

出　　版: 天津出版传媒集团
　　　　　天津科学技术出版社

地　　址: 天津市西康路35号

邮　　编: 300051

电　　话: (022)23332390

网　　址: www.tjkjcbs.com.cn

发　　行: 新华书店经销

印　　刷: 天津中图印刷科技有限公司

开本 787×1092　1/32　印张3　字数55 000
2022年6月第1版第1次印刷
定价:35.00元

编写秘书组

冯　凌　何时知　杨一帆　王　元　何雨蓉

通讯作者

房居高

喉癌

主　编

房居高

副主编

钟　琦　李晓明　潘新良　董　频　何时知
王　茹

编　委 （姓氏笔画为序）

于振坤　马泓智　马瑞霞　王生才　王向东
王成硕　王雪峰　王　琰　冯　凌　刘业海
刘良发　刘　鸣　何　宁　何时知　宋西成
张少强　张　罗　张春明　张树荣　张　洋
李　丽　李进让　李连贺　李晓明　陈　飞
房居高　林振群　林　鹏　郑宏良　钟　琦
倪　鑫　唐瑶云　秦　永　陶　磊　高小平
高军茂　崔晓波　黄志刚　董　频　雷大鹏
潘新良　艾力根·阿不都热依木

鼻腔鼻窦恶性肿瘤

头颈部恶性肿瘤的中医诊治

目录

— 第一章 —

下咽癌

第一节 下咽癌的筛查和诊断

下咽又称喉咽，位于喉的后面及两侧，起于舌骨延线以下，止于环状软骨下缘平面，向上连接口咽，向下连接食管。下咽癌（Hypopharyngeal Cancer, HPC）约占全身恶性肿瘤的 0.5%，头颈恶性肿瘤的 3%~4%。2015 年发布的 HPC 世界标化发病率为 1.9/10万。绝大多数（95%）为鳞状细胞癌，HPC 多发生于梨状窝区，下咽后壁区次之，环后区最少。HPC 早期症状隐蔽，临床上约 70% 患者就诊时已届中晚期。下咽部与喉毗邻，肿瘤容易侵犯喉腔结构。

1 下咽癌的症状

HPC 患者早期缺乏特异性症状，可有咽异物感、吞咽梗塞感及吞咽痛等症状，易被误诊为慢性咽炎或咽异感症，晚期可有声音嘶哑、吞咽困难、痰中带血、呼气臭味、呼吸困难、颈部淋巴结肿大，消瘦和体重减轻等症状。

2 下咽癌的检查方法

表 1-1 下咽癌的检查方法

检查方法	内容
临床诊断	头颈部体检 内镜检查 食管胃十二指肠镜 颈部增强 CT 颈部增强 MRI 颈部 B 超 PET/CT
影像分期	颈部增强 CT 颈部增强 MRI 胸部平扫或增强 CT 腹部 B 超或增强 CT 骨扫描 PET/CT
组织病理学	下咽肿物活检 颈部淋巴结穿刺或活检

间接喉镜检查可初步了解喉咽部情况，但环后区及梨状窝尖的病变常不易窥见，需进一步内镜检查。内镜检查是观察病变部位、肿瘤范围和生长方式的最直接方法。包括直达喉镜、纤维（电子）喉镜、纤维（电子）胃镜或食管镜检查。内镜检查重点评估内容包括：肿瘤部位、肿瘤生长方式以及肿瘤对周围组织结构的侵犯情况（包括下咽、喉、口咽及颈段食管）。有条件时可采用白光内镜联合窄带光成像（narrow band imaging，NBI）。NBI对浅表黏膜表面结构的观察有助提高诊断准确性。推荐术前、术后借助频闪喉镜、X光吞钡照影等进行呼吸、嗓音及吞咽功能的评估。

影像学检查是判断肿瘤范围和分期的主要手段，可提供重要的三维解剖学信息。颈部增强CT是标准分期手段，特别是对于特征性的淋巴结坏死具有良好的分辨能力。MRI具有较高的软组织分辨率，MRI对明确HPC在咽喉部软组织内的扩展和侵犯程度具明显优势，在评估肿瘤对放化疗疗效以及肿瘤复发有一定优势。B超具有精确、非侵袭性及经济等优点，可作为初筛或淋巴结的引导穿刺。PET/CT有利于早发现远处转移或复发，一般用于晚期（Ⅳ期）评估。

基于高通量基因测序及大数据分析的基因检测有助HPC的精准诊治，具体包括：评估预后风险、筛选药物靶点、预测诱导化疗敏感性、预测免疫治疗疗效等。TP53突变，FGFR1扩增与不良预后相关。携带PIK3CA、RAS突变、PTEN表达缺失可能提示对联合EGFR单抗治疗耐药。基因panel检测可能预测HPC对诱导化疗的敏感性。免疫治疗标志物的检测包括PD-L1表达、肿瘤突变负荷和免疫基因标记等可预测免疫治疗的疗效。前期初步研究表明，HPC某些基因表达与化疗敏感性相关，基因预测模型可预测对化疗的反应。对中晚期HPC，如经济条件允许，推荐对肿瘤组织行基因检测，便于在整合治疗时选择合适生物靶向药物。

3　下咽癌的全身评估

对患者的一般状况，特别是体力和营养状况进行评估，可更好地了解患者耐受治疗的程度。体力状况常用 Karnofsky（KPS，百分法）或 Zubrod‑ECOG‑WHO（PS，5分法）评分进行评估。若考虑化疗，KPS 评分一般要求>70分，PS 评分一般≤2分。如患者出现短期体重明显下降（>10%）或进食困难，推荐营养支持治疗，以帮助其顺利接受后续治疗。

重要脏器功能评估有助于了解患者治疗后发生风险和并发症的可能性。主要包括心血管系统、脑血管及中枢神经系统和内分泌系统以及肺功能、肝肾功能的评估等。通过评估肺功能了解代偿储备功能，预测术后发生并发症的可能性，对高龄、有全身多脏器病变，尤其是有严重肺功能不良患者，勉强行保留喉功能的手术有可能因术后呛咳出现肺炎及其他重要脏器严重并发症而危及生命。

治疗方式选择可能会受到职业、生活习惯、文化程度、宗教、家庭状况、经济条件、治疗期望值及随访复查的便利性等影响，应认真对待、充分评估和反复沟通。特别是喉功能保留意愿程度对治疗方案的选

择影响较大，应详细说明不同治疗方案的利弊，以保
证患者在接受后续治疗时的依从和理解。

4　下咽癌的分期（AJCC2017 年第 8 版）

表 1-2　原发肿瘤（T）

原发肿瘤（T）	
T_X	原发肿瘤无法评估
T0	没有原发肿瘤证据
Tis	原位癌
T1	肿瘤局限于下咽的某一解剖亚区且最大径<2 cm
T2	肿瘤侵犯一个以上下咽解剖亚区或邻近解剖区，最大径>2 cm 但≤4 cm，且无半喉固定
T3	肿瘤最大直径>4 cm，或有半喉固定或延伸至食管黏膜
T4	中晚期或非常晚期局部疾病
T4a	中晚期局部疾病 肿瘤侵犯甲状/环状软骨、舌骨、甲状腺、食道肌或中央区软组织[1]
T4b	非常晚期局部疾病 肿瘤侵犯椎前筋膜、包绕颈动脉或侵犯纵隔结构

注：HPC 分期目前最广泛采用是 AJCC 制订的 TNM 分期系统
2017 年第 8 版。
1.中央区软组织包括喉前带状肌和皮下脂肪

表 1-3　区域淋巴结（N）

区域淋巴结（N）	
N_X	区域淋巴结无法评估
N0	无区域淋巴结转移
N1	同侧单个淋巴结转移，最大径≤ 3 cm，ENE[1]（−）

N2	同侧单个淋巴结转移灶，最大径>3 cm，≤6 cm，ENE（-）；或同侧多个淋巴结中的转移灶，最大径≤6 cm，ENE（-）；或双侧或对侧有淋巴结转移，最大径≤6 cm，ENE（-）
N2a	同侧单个淋巴结转移灶，最大径>3 cm，≤6 cm，ENE（-）
N2b	同侧多个淋巴结中的转移灶，最大径≤6 cm，ENE（-）
N2c	双侧或对侧有淋巴结转移，最大径≤6 cm，ENE（-）
N3	单个淋巴结转移，最大径>6 cm，ENE（-）；或任何淋巴结转移，并且临床明显 ENE（+）
N3a	单个淋巴结转移，最大径>6 cm，ENE（-）
N3b	任何淋巴结转移，并且临床明显 ENE（+）

注1：ENE（extranodal extension，ENE）：淋巴结包膜外侵犯

表1-4　远处转移（M）

远处转移（M）	
M_X	远处转移无法评估
M0	无远处转移
M1	有远处转移

表1-5　预后分期

预后分期	T	N	M
0期	Tis	N0	M0
Ⅰ期	T1	N0	M0
Ⅱ期	T2	N0	M0
Ⅲ期	T1-2	N1	M0
	T3	N0-1	M0

ⅣA 期	T1-3	N2	M0
	T4a	N0-2	M0
ⅣB 期	T4b	任何 N	M0
	任何 T	N3	M0
ⅣC 期	任何 T	任何 N	M1

5　下咽癌多学科整合诊疗模式（MDT to HIM）

HPC 的诊治应重视 MDT to HIM 作用，特别是中晚期 HPC 的治疗应贯穿治疗全程。多学科应包含头颈外科、耳鼻咽喉科、口腔颌面外科、肿瘤内科、放疗科、胸外科、放射诊断科、病理科、康复科、护理、营养科、心理科等，研究表明，与传统的单一学科诊疗模式相比，MDT to HIM 有助于规范化治疗、缩短治疗等待时间和改善治疗预后，约 1/3 的治疗模式有可能发生改变。

MDT to HIM 实施过程中由多个学科的专家共同分析患者的临床表现、影像、病理和分子生物学资料，对患者的一般状况、疾病分期 / 侵犯范围、发展趋向和预后做出全面的评估，并根据当前的国内外治疗规范或证据，结合现有治疗手段，为患者制定最适合的整体治疗策略。

MDT to HIM 团队根据治疗过程中机体状态变化，肿瘤对治疗的反应适时调整整合治疗方案，以期最大限度的延长患者生存期、提高治愈率和改善生活质量。

第二节 早期下咽癌的治疗

早期 HPC 推荐采用手术或单纯放疗的单一治疗模式，回顾性分析显示二者的总体疗效相近。治疗方式选择应基于肿瘤大小、位置、手术后可能导致的功能障碍、手术或放疗医生的治疗经验，推荐在治疗实施前由 MDT to HIM 团队对病情、疗效和生活质量的影响作出整合评估，并设计整合治疗方案。

1 下咽癌手术治疗原则

（1）在保证生存率前提下，尽可能保留喉功能，进行外科根治性手术。

（2）依据患者的病情制订个体化整合治疗方案。

2 下咽癌手术难点

（1）在一个高度皱襞化的腔隙性器官中，如何准确判断肿瘤的黏膜边界和深部边界，精准地完成肿瘤的外科切除。

（2）在肿瘤根治同时如何保留喉的结构和功能。

（3）如何保全颈部其他重要结构，如气管、食管及大血管。

（4）术中如何有效利用残余黏膜和其他组织瓣完成对上消化道、呼吸道重建，有效避免术后咽瘘、吞咽困难及误吸等并发症。

早期HPC手术方式可选择经口内镜下激光或等离子手术，或开放入路切除原发灶，经口激光或等离子手术较微创，能提供更好的功能保护。有条件单位也可选择经口机器人手术（Transoral Robbert Surgery，TORS）。经口激光或等离子手术主要用于治疗T1-T2早期梨状窝及下咽后壁癌及局限的高位环后癌。尤其是外生型肿瘤，基底部较窄、未发现明显深层浸润，在经口内镜下可完全暴露病变者。

经口内镜激光或等离子手术治疗HPC要同时考虑术者和患者两方面因素的影响，对术者的技术和经验有较高要求。HPC经口内镜手术是以肿瘤手术原则为基础的微创手术，强调肿瘤的完整切除和肿瘤控制率，遵循无瘤原则。应保留至少10mm的安全界，推荐在术中进行多点切缘冰冻病理检查，保证切缘安全，经口微创切除后的创面一般不用修复，旷置待其自行愈合即可。对基底广泛难以完全暴露的病变，建议仍选择颈外径路以保证肿瘤的完整切除。

经口内镜手术切除局部病变同时应行颈部淋巴组织处理，因为早期HPC具隐匿性淋巴结转移特点。推荐同期行Ⅱ-Ⅳ区择区性颈清扫术，如原发灶位于或靠近中线如咽后壁、环后区或梨状窝内侧壁，推荐双侧Ⅱ-Ⅳ区择区性颈清扫术。对拒绝接受颈部开放手术患者，可行术后颈部放疗以控制颈淋巴转移，手术作为淋巴结复发的挽救手段。如局部病变非常局限，且颈部检查未发现淋巴结肿大，也可选择密切观察随诊。

如果经口内镜手术后切缘阳性，推荐再次经口内镜或开放手术补充切除。也可选择同步放化疗或放疗加靶向。无经口内镜手术条件的单位，也选择开放的保留喉功能的手术，针对不同肿瘤位置，可以选择舌会厌谷进路、咽侧进路、声门旁间隙入路等，切除肿瘤并对肿瘤切除后的缺损做合适的修复，保留喉功能，并同期处理颈部淋巴结。

术后病理或组织学检测提示有高危因素，如切缘阳性、淋巴结包膜外侵犯，则需行术后放疗或同步放化疗，术后放疗剂量通常为60~66Gy。

早期HPC首选放疗的患者，根治性放疗前应行饮食、言语和口评估，必要时提前做经皮胃造瘘，以改善放疗期间的营养。放疗剂量通常为66~70Gy。放疗靶区包括原发灶和Ⅱ-Ⅳ区颈淋巴结，原发灶为单侧可行同侧颈淋巴结的预防性照射，如原发灶位于或靠近中线如咽后壁、环后区或梨状窝内侧壁，则考虑颈部双侧照射。放疗计划应至少采用三维适形，推荐调强放射治疗

（Intensity Modulated Radiation Therapy, IMRT）。

第三节　局部中晚期下咽癌的治疗

表 1-6　局部中晚期下咽癌分期治疗

分期	治疗推荐
T1-2N1-3 / T3-4a 任何 N	诱导化疗→单纯放疗 / 同步放化疗 / 手术＋放疗
	手术±放疗 / 同步放化疗
	同步放化疗
T4b 任何 N	临床试验
	PS=0-1：同步放化疗 / 诱导疗→放疗 / 化疗 / 放疗
	PS=2：放疗 / 同步放化疗
	PS=3：姑息放疗 / 单药化疗 / 支持治疗

局部晚期 HPC 需手术、放疗、化疗等多学科的整合治疗。70% 的 HPC 就诊时已届局部晚期。下咽癌的治疗涉及发音、吞咽、呼吸等重要功能，治疗原则应在最大可能提高肿瘤的局部区域控制率前提下，尽量降低治疗手段对器官功能损害的程度。在治疗选择时应考虑肿瘤部位、分期、病理类型、患者年龄、职业、经济水平、文化教育水平、营养状况、家庭医疗保健条件等，治疗前应充分和患者及家属沟通治疗方案，将各种治疗方案的利弊告知患者，帮助选择个体化治疗方案。

对局部晚期 HPC，除 T1 和部分 T2 病灶外，大部分患者的手术治疗需开放入路喉部分或全切除术，常需联合术后放疗或同步放化疗。颈部应采用根治或改良根治性颈淋巴结清扫术。术后辅助放疗推荐在术后6周内开始，具有高危因素（T3-4、N2-3、脉管侵犯、周围神经侵犯）建议术后放疗，切缘阳性／不足或淋巴结包膜外侵犯者建议同期放化疗。

对原发灶T3、T4者，如果手术切除肿瘤后可能保留喉功能的患者，推荐首选手术治疗。而对于手术不能保留喉功能而有保喉意愿的患者，可予放疗联合顺铂的同步放化疗模式，放疗剂量通常为66~70Gy。对不适宜顺铂者，可予放疗联合靶向药物。对不适宜同期药物治疗的局部晚期患者可接受单纯放疗，特别是对同期治疗生存获益不明确的高龄患者（大于70岁）。对接受根治性放疗的N2-3患者，放疗3个月后的PET/CT对于残留病灶评估具有很高的诊断价值，如显示完全缓解，则无需再行颈淋巴结清扫术。对放疗／同期放化疗后肿瘤残余或局部复发者，推荐有手术条件者接受挽救性手术。

诱导化疗是另一种保留喉功能的治疗策略，如诱导化疗后肿瘤达到完全或大部分缓解，后续接受单纯放疗或同期联合靶向药物，否则接受喉部分或喉全切除术。常用的诱导化疗方案是TPF方案或类似方案。此外，对于肿瘤负荷过大无法切除或分期T4或N2c-

N3的患者，也可以考虑行诱导化疗联合手术或放疗的续贯治疗，在缩小肿瘤负荷同时，降低远处转移的风险。

第四节　复发／转移性下咽癌的诊疗

表1-7　复发／转移性下咽癌分期诊疗

分期	分层1	分层2	治疗推荐
局部和／或颈部复发	适宜手术患者		手术
	不适宜手术患者[1]	既往未行放疗	放疗
		既往行放疗	参照远处转移
远处转移		一线治疗	PD-1免疫治疗+顺铂／卡铂+5-FU+ PD-1免疫治疗（CPS≥1） 顺铂／卡铂+5-FU+靶向治疗 顺铂+多西他赛+靶向治疗 顺铂／卡铂+紫杉醇±靶向治疗
		二线或挽救治疗	PD-1免疫治疗 甲氨蝶呤 多西他赛 紫杉醇 靶向治疗
		临床试验	

注1：不适宜手术患者定义：身体条件不允许、由于各种原因拒绝手术，或肿瘤负荷过大、累及重要结构无法彻底切除的患者。

对复发转移性HPC，无论对原发灶或颈淋巴结，挽救性手术是常用的根治性治疗手段。挽救性手术应根据治疗单位的技术力量、每一患者及肿瘤的具体情况，采用因人制宜和个体化的处理原则。HPC保留喉功能手术后局部复发者，可采取全喉、全下咽切除术，向下侵犯位置过低或出现食管内第二原发癌时，需同时采取食管全切除术，同期行胃上提胃咽吻合术。单纯颈部复发者需要采取颈全清扫或颈扩大性清扫术进行挽救手术。复发性HPC多数接受过放疗治疗，原发灶切除后咽部缺损建议行胸大肌皮瓣、游离股前外侧皮瓣或者游离空肠等组织瓣修复，降低咽瘘及颈部大出血发生的风险。HPC治疗后局部和区域广泛复发同时存在的患者预后极差，一般不建议采取挽救手术治疗。需要指出的是，HPC挽救手术难度大和风险高，加之患者预后差，实施挽救手术前需对患者和肿瘤状况进行准确评估，结合术者的手术能力和经验选择性实施。

对不适宜手术者，再程放疗由于对放疗技术有较高要求和较严重并发症，推荐在有经验的中心有选择进行。对无法再次接受局部根治性治疗者，需要和转移性HPC一样接受姑息性系统治疗和/或支持治疗。

姑息性化疗是大部分转移性HPC的治疗手段，紫杉醇联合顺铂和5-FU（TPF方案）或顺铂联合5-FU

（PF方案）是常用的一线化疗方案。如不适宜接受顺铂，可用卡铂替代。表皮生长因子受体（EGFR）是HPC重要的治疗靶点。有研究证实，在铂类联合5-FU的化疗基础上联合靶向药物显著延长OS，同时改善生活质量。对一线无法耐受联合化疗者，顺铂联合靶向药物是合理选择。对一线无法耐受铂类药物（如高龄）者，紫杉醇单药联合靶向药物是合理选择。

近年来，免疫检查点抑制剂如抗PD-1单抗在晚期头颈部鳞癌的治疗中迅速发展，并得到国际上多个指南推荐。有研究证实，PD-1免疫治疗或联合化疗分别在PD-L1表达阳性（综合阳性评分，CPS≥1）或未经选择的复发/转移性头颈鳞癌中OS优于铂类联合靶向药物的治疗方案。

对一线铂类药物治疗失败的复发转移性头颈部鳞癌，如果肿瘤检测PD-1/PDL-1表达>1%或CPS>20%，目前的标准治疗是抗PD-1单抗单药免疫治疗。在化疗方面，国外常用的药物为甲氨蝶呤，如一线未接受过紫杉类药物，二线用紫杉醇或多西他赛有一定的挽救疗效。

第五节 下咽癌合并同期食管癌的诊疗

表 1-8 下咽癌合并同期食管癌分期诊疗

分期	分层	治疗推荐
早期 HPC	早期食管癌	手术±放疗
		放疗
	局部晚期食管癌	诱导放化疗→手术±放疗
		同步放化疗
		食管癌同步放化疗→HPC手术/放疗
局部晚期 HPC	早期食管癌	HPC诱导化疗→HPC手术±放疗/同步放化疗/放疗＋食管癌手术±放疗
		手术±放疗
		HPC同步放化疗→食管癌手术±放疗
	局部晚期食管癌	诱导放化疗→手术±放疗
		同步放化疗
		姑息治疗

HPC和食管癌可同时或异时发生，发生原因尚不明确，肿瘤多中心起源学说中的"区域癌变现象"是相对合理机制。下咽与食管解剖关系相邻，黏膜上皮均为鳞状上皮，接受共同的致癌因素刺激，形成相互独立、位置分隔的癌前病变或恶性肿瘤。

HPC发生食管多原发癌比例约为8.0%~28.3%，发生风险是标准人群的28.6倍。食管鳞状细胞癌患者发生下咽多原发癌比例约为3.3%~12.4%，发生风险是标准人群的12.6倍。文献报道同时性下咽与食管多原发癌的发生率为14.3%~37.5%。HPC治疗后异时性食管多原发癌发生率为6.9%~17.6%。因此在HPC（尤其有重度烟酒史患者）的临床诊疗过程中，应注意第二原发癌尤其是食管癌的筛查。HPC治疗后患者，应视为食管癌高危人群，推荐于治疗后第3、6个月及此后每6个月接受上消化道内镜检查，至少持续5年。

HPC合并的同时性或异时性食管多原发癌大部分为早期（50%~100%），常规胸部CT增强扫描和食管钡餐造影都不能有效诊断，普通白光上消化道内镜是早期发现食管病变的主要检查手段，在有条件的医疗中心，NBI联合白光内镜可作为筛查食管癌的首选方案。NBI联合Lugol碘染色内镜（对可疑食管浅表黏膜病变行碘染色）可提高早期食管癌检出率。对咽部病灶较大或不能耐受普通上消化内镜检查者，超细经鼻胃镜联合NBI或LCE可作为备选方案。

HPC合并同时性食管多原发癌治疗原则应尽量同时根治两个肿瘤，治疗方案需综合考虑兼顾两个肿瘤。目前，相关前瞻性临床研究较少，多为个案报道和回顾性分析。下咽与食管多原发癌起病的位置和肿瘤分期对治疗策略有重要影响，有赖于多学科密切配合。

建议采用分层治疗策略：即以分期更晚的肿瘤为主线开展治疗，较早期肿瘤倾向于采用保留功能的治疗。应综合考虑患者的身体状况、肿瘤间距，确定个体化治疗方案。

1 早期下咽癌合并早期食管癌

HPC早期病变可行微创切除（经口内镜激光或等离子切除）、保留喉功能HPC手术或根治性放疗；食管癌早期病变可行内镜下或手术切除；如患者存在肿瘤高危因素，追加辅助性治疗。

2 早期下咽癌合并局部晚期食管癌

优先考虑以食管癌为主的综合治疗，在局部晚期食管癌综合治疗的基础上治疗早期HPC，推荐先治疗食管癌，不建议同期进行HPC治疗；食管癌治疗后，对HPC病灶进行充分评估，根据治疗原则考虑下咽癌治疗方案。

3 局部晚期下咽癌合并早期食管癌

优先考虑以HPC为主的综合治疗。可在HPC治疗过程中或治疗完成后对早期食管癌行内镜下ESD治疗；如果行HPC手术，可考虑同期切除早期食管癌；对不可手术患者，则考虑放化疗。

4 局部晚期下咽癌合并局部晚期食管癌

通常需首先评估病情，根据患者体质、年龄、对生存质量的要求，选择治疗方案。如肿瘤可切除，推荐全喉全下咽全食管切除；如果期望保留喉功能，也可先诱导化疗，化疗后根据肿瘤的反应设计兼顾食管和下咽肿瘤的治疗方案；对不能耐受手术，或生存质量要求高的患者，推荐同期放化疗，此后根据肿瘤反应进行下一步治疗。

第六节　下咽癌患者的康复、随访

1　康复

HPC 治疗后的康复最突出要解决的问题就是喉全切除治疗后的言语康复，常由于喉切除后失去了发音功能，导致患者生活质量下降，目前无喉者言语康复的主要手段包括：食道发声训练、电子喉佩戴以及发音钮植入。它们各有利弊，可以在专业语音康复师或临床医生的指导下根据患者年龄、全身情况结合个人意愿选择使用。部分患者手术和放疗后吞咽功能障碍，建议由专业人员进行康复训练，尽早恢复经口进食。

2　随访

HPC 患者出院后首次随访时间一般为治疗后 1 月，术后 2 年内每 2~3 月一次喉镜检查，每 4~6 个月进行一次颈部增强CT及包括肺、腹部等全身检查；如手术处理甲状腺或接受颈部放疗者应每3~6个月检查一次甲状腺功能，据情予以纠正。治疗后第3~5年每5~6个月一次门诊复查，内容包括：喉镜、颈部增强CT及全身检查。治疗完毕后推荐每年一次胃镜检查上消化道。5年后每8~12个月复查一次。晚期患者根据症状体征，选择性应用全身PET-CT等相关影像学检查。每次复查，应记录患者的功能恢复情况。对所有HPC患者建议终生随访，并且应该宣教戒烟、戒酒。

第二章

喉癌

第一节　喉癌的筛查和诊断

喉是上呼吸消化道最为重要的器官，上起于会厌，下止于环状软骨下缘，其上方与口咽相通，下连接颈段气管，其外后方通过下咽与颈段食道相连续。喉被人为划分为三个区域：声门上区（会厌喉面、杓会厌皱襞、杓状软骨、室带及喉室）、声门区（声带及前联合）及声门下区（声带以下）。其中，声门上区又细分为两个亚区：喉上部包括舌骨上会厌（包括会厌尖、舌面和喉面）、杓会厌襞、杓会厌襞喉面、杓状软骨；声门上部包括舌骨会厌、室带及喉室。

喉癌（laryngeal cancer，LC）是原发于喉部的以鳞状细胞分化为主的恶性肿瘤。是头颈部常见的恶性肿瘤，发病率仅次于鼻咽癌。LC患病率男性明显高于女性，男女比例为（7~9）：1，但近年来女性喉癌发病率增长较快，男女患病比例有所下降。喉癌的发病率在世界范围内地区间差异很大，据估算全球新发病例约为 184000 例/年，我国平均新发病例数为 26400 例/年，其中男性约 23700 例/年，女性约 2600 例/年，死亡病例 14500 例/年，其中男性约 12600 例/年，女性约 1900 例/年。

1 喉癌的致病因素

喉癌的病因尚不清楚，一般认为是遗传易感性和环境因素综合的结果。遗传易感性不常见，但高龄和免疫缺陷可能起一定作用。其中，Lynch II 综合征、Bloom 综合征、Li-Fraumeni 综合征、Fanconi 贫血、着色性干皮病及共济失调毛细血管扩张症都可能与喉鳞状细胞癌相关，在询问病史及家族史中应有所涉及。环境因素是喉鳞状细胞癌的主要致病因素，其中吸烟是最重要的暴露因素，包括香烟、雪茄、烟斗、无烟烟草均可致癌，约 90% 以上的 LC 病人有长期吸烟史，且大部分大于 500 支年。建议在采集病史时采用支年单位来描述烟草暴露强度。近年来，女性吸烟人群扩大，可能跟女性 LC 患病率上升有关。在戒烟后，LC 的危险度逐年下降，有估算约 10 年后，可降至不吸烟人群的平均水平。

酒精暴露是独立于吸烟之外的风险因素，长期大量饮酒增加了声门上型 LC 的危险。当吸烟与饮酒共同存在时，可发生叠加致癌作用，加速癌变过程。近年来，胃食管反流或咽喉反流对于LC的致病作用日益受到重视，其独立或与烟酒暴露、阻塞性睡眠呼吸暂停综合征等相互作用是喉鳞状细胞癌的高风险因素，可能与其慢性炎症的诱变作用相关。

感染因素主要包括：人乳头瘤病毒（HPV），8型疱疹病毒（HHV-8）和EB病毒，后两者诱发作用可能较弱。HPV尤其是其部分亚型如HPV-16及HPV-18与LC的发生、发展有关。此外，空气污染或者职业暴露均可能与LC的发病相关。LC与性激素的相关性是根据患病男女比例等推测的，缺乏循证证据及具体机理研究。除上述致病因素以外，大量食用水果及蔬菜被认为具有保护性作用。当然喉鳞状细胞癌是多因素在多步演进中相互作用的结果。

2 喉癌的癌前病变

喉鳞状细胞癌起源于鳞状黏膜或化生的鳞状黏膜，喉部黏膜的白斑病变被认为是喉的癌前病变，喉白斑发生部位最常出现在声带，黏膜表面呈现白色斑块样或点状白色角化物。临床上50%的喉白斑在组织学上无异型增生，发展为浸润癌的概率如下：反应性/角化病，1%~5%；轻度异型增生，6%；中度/重度异型增生/原位癌，28%。因此建议根据不同喉黏膜白斑的异型增生程度，采取相应处理，异型增生程度越重，处理态度应越积极。喉的乳头状瘤分为成人型和儿童型，其病因是HPV感染，成人型易于癌变。吸烟及电离辐射可增加其癌变概率。慢性增生性喉炎又称慢性肥厚性喉炎，也是癌前病变之一，长期烟草及酒精暴露可加速这一过程，应予密切观察并及时干预。

3 喉癌的病理

在喉的恶性肿瘤之中，鳞状细胞癌占95%~99%，其他类型极少见，包括腺样囊性癌、腺癌、疣状癌、梭形细胞癌、基底细胞样鳞癌、神经内分泌癌、黏液表皮样癌及未分化癌等。鳞状细胞癌中组织学分类以侵犯深度是否突破基底膜为界分为：原位癌和浸润癌。按组织分化程度分为：高分化、中分化、低分化，临床病例中以中、高分化者为主。区域淋巴结转移相对常见，也是预后不良的独立危险因素，尤其是转移淋巴结包膜外侵犯。转移淋巴结包膜外侵犯可分为大体侵犯和微侵犯：大体侵犯者肉眼可见，淋巴结粘连成团，侵犯周围组织器官，甚至侵犯、包绕大血管；微侵犯者指仅组织学可见的包膜外侵。淋巴结包膜外侵犯与区域复发和远处转移密切相关，并导致生存率下降。

在病理诊断时，脉管和神经侵犯应予以描述。脉管侵犯增加淋巴结和/或远处转移机会，与复发及较差的生存率相关。神经内及神经周围侵犯增加局部复发和区域淋巴结转移风险，也与生存率下降相关。增殖期比例如增殖指数（MIB-1/Ki-67）常与低分化肿瘤和淋巴结转移相关，但其是否能作为独立预后因素目前仍有争议。手术过程中及术后病理切缘应受重视。切缘阴性者复发率低，生存率高。但是肉眼经常难以确定精确距离，通常认为>3mm较为合适。近来，PD-L1表达、肿瘤突变负荷（TMB）和免疫基因标记等生物标志物及基因检测日益受到关注，特别是在复发转移病例中有提示靶向或免疫治疗靶点的作用。

4 喉癌的分型分期

LC按照原发部位分，分为：声门上型、声门型及声门下型。其中以声门型居多，约占60%，一般分化较好，转移较少。声门上型次之，约占30%。一般分化较差，转移多见，预后亦差。声门下型极少见，占比不到5%。除以上分型外，目前国内外LC的分型主要采用UICC/AJCC 2017年（第8版）公布的TNM分期。

表2-1 原发肿瘤（T）

T：原发肿瘤	
Tx	原发肿瘤不能评估
T0	无原发肿瘤证据

Tis	原位癌
声门上区	
T1	肿瘤局限在声门上的1个亚区，声带活动正常
T2	肿瘤侵犯声门上1个以上相邻亚区，侵犯声门区或声门上区以外（如舌根、会厌谷、梨状窝内侧壁的黏膜），无喉固定
T3	肿瘤局限在喉内，有声带固定和（或）侵犯下述任何部位：环后区、会厌前间隙、声门旁间隙和（或）甲状软骨内板
T4	中等晚期或者非常晚期局部疾病
T4a	中等晚期局部疾病：肿瘤侵犯穿过甲状软骨和（或）侵犯喉外组织（如气管、包括深部舌外肌在内的颈部软组织、带状肌、甲状腺或食管）
T4b	非常晚期局部疾病：肿瘤侵犯椎前筋膜，包绕颈动脉或侵犯纵隔结构
声门区	
T1	肿瘤局限于声带（可侵犯前连合或后连合），声带活动正常
T1a	肿瘤局限在一侧声带
T1b	肿瘤侵犯双侧声带
T2	肿瘤侵犯至声门上和（或）声门下区，及（或）声带活动受限
T3	肿瘤局限在喉内，伴声带固定及（或）侵犯声门旁间隙和（或）甲状软骨内板
T4	中等晚期或者非常晚期局部疾病
T4a	中等晚期局部疾病：肿瘤侵犯穿过甲状软骨和（或）侵犯喉外组织（如气管、包括深部舌外肌在内的颈部软组织、带状肌、甲状腺或食管）
T4b	非常晚期局部疾病：肿瘤侵犯椎前筋膜，包绕颈动脉或侵犯纵隔结构

中国肿瘤整合诊治指南

声门下区	
T1	肿瘤局限在声门下区
T2	肿瘤侵犯至声带，声带活动正常或活动受限
T3	肿瘤局限在喉内，伴有声带固定
T4	中等晚期或者非常晚期局部疾病
T4a	中等晚期局部疾病：肿瘤侵犯环状软骨或甲状软骨和（或）侵犯喉外组织（如气管、包括深部舌外肌在内的颈部软组织、带状肌、甲状腺或食管）
T4b	非常晚期局部疾病：肿瘤侵犯椎前间隙，包绕颈动脉或侵犯纵隔结构

表 2-2 区域淋巴结

临床 N（cN）	
cNx	区域淋巴结不能评估
cN0	无区域淋巴结转移
cN1	同侧单个淋巴结转移，最大直径≤3cm
cN2	同侧单个淋巴结转移，3cm＜最大直径≤6cm且ENE（－）；或同侧多个淋巴结转移，最大直径≤6cm且ENE（－）；或双侧或对侧淋巴结转移，最大直径≤6cm且ENE（－）
cN2a	同侧单个淋巴结转移，3cm＜最大直径≤6cm且ENE（－）
cN2b	同侧多个淋巴结转移，最大直径≤6cm且ENE（－）
cN2c	双侧或对侧淋巴结转移，最大直径≤6cm且ENE（－）
cN3	转移淋巴结最大直径＞6cm且ENE（－）；或任何数目和大小淋巴结转移且临床明显呈ENE（＋）
cN3a	转移淋巴结最大直径＞6cm且ENE（－）
cN3b	任何数目和大小淋巴结转移且临床明显呈ENE（＋）

表2-3 病理N（pN）

病理N（pN）	
pNX	区域淋巴结情况不能评估
pN0	无区域淋巴结转移
pN1	同侧单个淋巴结转移，最大直径≤3cm，ENE（-）
pN2	同侧或者对侧单个淋巴结转移，最大直径≤3cm，ENE（+）；或同侧单个淋巴结转移，3cm<最大直径≤6cm，ENE（-）；或同侧多个淋巴结转移，最大直径≤6cm，ENE（-）；或双侧或对侧淋巴结转移，最大直径≤6cm，ENE（-）
pN2a	同侧或者对侧单个淋巴结转移，最大直径≤3cm，ENE（+）同侧单个淋巴结转移，3cm<最大直径≤6cm，ENE（-）
pN2b	同侧多个淋巴结转移，最大直径≤6cm，ENE（-）
pN2c	双侧或者对侧淋巴结转移，最大直径≤6cm，ENE（-）
pN3	转移淋巴结最大直径>6cm，ENE（-）；或者同侧单个转移淋巴结，最大直径>3cm，ENE（+）同侧多个、对侧或者双侧淋巴结转移中任何ENT（+）
pN3a	转移淋巴结最大直径>6cm，ENE（-）
pN3b	同侧单个转移淋巴结，最大直径>3cm，ENE（+）同侧多个、对侧或者双侧淋巴结转移中任何ENT（+）

表2-4 远处转移（M）

远处转移	
MX	远处转移无法评估
M0	无远处转移
M1	有远处转移

表 2-5 预后分期

预后分期			
	T	N	M
0 期	Tis	N0	M0
Ⅰ 期	T1	N0	M0
Ⅱ 期	T2	N0	M0
Ⅲ 期	T3	N0	M0
	T1	N1	M0
	T2	N1	M0
	T3	N1	M0
ⅣA 期	T4a	N1	M0
	T1	N2	M0
	T2	N2	M0
	T3	N2	M0
	T4a	N0-2	M0
ⅣB 期	T4b	N	任何 M0
	T	任何 N3	M0
ⅣC 期	任何 T	任何 N	M1

表 2-6 G 组织学分级

G：组织学分级	
Gx	级别无法评估
G1	高分化
G2	中分化
G3	低分化

5 喉癌的临床表现

5.1 症状

根据原发部位不同，症状表现不一。声门上型早期常无明显症状，仅咽喉部不适感或异物感。肿瘤向深处浸润时，可出现咽喉疼痛，放射至耳部，吞咽时疼痛加重，吞咽不适感甚至吞咽困难。肿瘤侵蚀血管后痰中带血，出现局部坏死并合并感染时常有臭味；向下侵及声门区时才出现声嘶、呼吸困难等。由于该区淋巴管丰富，易出现淋巴结转移。声门型癌多发生于声带前、中部。症状出现早，多为持续性声嘶，随肿物增大，声嘶逐渐加重，阻塞声门，则可出现呼吸困难。由于该区淋巴管分布稀疏，颈淋巴结转移率低，向声门上下侵犯后易出现颈部淋巴结转移。声门下型，因位置隐蔽，早期症状不明显。不易被发现，肿瘤侵犯其他区域则可引发相应症状，该区肿瘤常引起气管前或气管旁淋巴结转移。建议40岁以上人群有烟酒等高危因素暴露史者，如出现症状超过2周不缓解者应到门诊行喉镜等筛查。

6 喉癌的检查

6.1 喉镜检查

包括间接喉镜、纤维喉镜、电子喉镜及频闪喉镜，近年来窄带光等特殊光谱的喉镜也广泛应用于临床。检查时应按照一定顺序检查，避免遗漏，特别注意会厌喉面、前连合、喉室及声门下区，观察声带运动是否受限或固定。对肿瘤的形态、侵犯范围、局部黏膜改变及浅表血管形态等综合评估。触诊：仔细触摸颈部有无肿大淋巴结，喉体是否增大，颈前软组织和甲状腺有无肿块。

6.2 推荐

怀疑喉癌者，常规做喉部增强CT，增强MRI检查等有助于了解肿瘤软组织的浸润范围和软骨侵犯情况。腹部超声、胸腹部CT、核素骨扫描可以了解全身转移情况，晚期患者推荐全身PET-CT。

局麻或者全麻喉镜下的活检可以提供组织病理学确诊证据。临床高度怀疑喉癌，一次病理检查不能证实，应继续进行活检，以防漏诊。

7 喉癌的鉴别诊断

7.1 喉白斑

初发症状也为声嘶，好发位置与LC一致，声带最常见，局部黏膜呈白色斑块样或点状白色角化物。窄带光喉镜及频闪喉镜可区分，确诊需病理。由于其在临床属于癌前病变，建议根据不同病理异型增生程度，采取相应处理，异型增生程度越重，处理态度越应积极。

7.2 慢性增生性喉炎

又称慢性肥厚性喉炎，是以喉黏膜增厚、纤维组织增生为特征的非特异性炎性病变。主要症状包括：咽喉不适、疼痛、声嘶显著而咳嗽较轻。喉镜下喉黏膜弥漫性慢性充血，不均性肥厚表面粗糙不平，可呈结节状改变，治疗主要是对因治疗，休声，定期复查，可用中医药、针灸、雾化吸入、理疗等治疗。

7.3 喉结核

主要症状为喉痛和声嘶，喉痛剧烈，常妨碍进食。喉镜见喉黏膜苍白、水肿，有浅溃疡，上覆黏脓性分泌物，偶见结核瘤呈肿块状。病变多发生于喉后部。胸部 X 线检查多见进行性肺结核。喉部活检可作为鉴别时的重要依据。

7.4 成人喉乳头状瘤

呈乳头状突起，可单发或多发，肿瘤病变限于黏膜表层，无声带运动障碍，多次术后瘢痕有可能限制声带活动，窄带光喉镜下可鉴别诊断，喉部活检可确诊。

7.5 喉梅毒

喉痛轻，常有隆起的梅毒结节和深溃疡，破坏组织较重，愈合后瘢痕收缩、粘连，致喉畸形。血清学检查及喉部活检可确诊。

7.6 喉淀粉样变

又称喉淀粉样瘤，属全身性免疫性疾病，由喉部黏膜下球蛋白积聚而引起淀粉样改变。确诊需活检并行刚果红染色，可在偏光显微镜下呈特征性苹果绿。

第二节 喉癌的治疗及预后

1 喉癌的治疗

喉癌的治疗主要目的在于：彻底控制肿瘤，延长患者生命。在此基础上，还应注意次要目的，包括：尽可能保留发音功能及良好的吞咽功能，尽量避免永久性气管造瘘，减少口腔干燥、味觉、嗅觉等功能减退等功能性损害。当然在达到上述主次要目的的同时，应该采用最经济且损伤最小的治疗方式。

喉癌治疗方式的选择：目前 LC 的治疗方式主要包括：手术、放疗、化疗及生物治疗。要整合肿瘤因素、患者因素和医疗机构因素甚至社会心理等诸多因素，对患者的治疗方案谨慎选择。肿瘤因素主要包括：肿瘤 TNM 分期、肿瘤分化及对放化疗的敏感性等因素。对早期 LC 尤其是早期声门型 LC 可行经口内镜下激光精确切除或放疗的单一治疗模式。但对于临床分期较晚的病例，宜采用手术结合放化疗、同步放化疗、诱导化疗后根据疗效选择局部治疗方式或放疗结合挽救手术等整合治疗模式。患者因素包括：患者年龄、身体基本状态及基础疾病等情况。高龄、身体状体差、肺功能差者不适合功能性手术方案。肾功能差者不宜接受以铂类为主的化疗方案。医疗机构因素包括：是否具有相应的技术实力完成经口内镜、功能性或挽救性手术；是否拥有多学科整合诊治（MDT to HIM）肿瘤专家团队讨论、设计治疗方案；方案制定后是否有足够的执行能力；是否拥有专业的护理和康复队伍。此外，患者的职业、宗教信仰甚至家庭成员的支持等诸多因素都在治疗方案的选择和制定上起一定的作用。

1.1 声门型喉癌

1.1.1 T1/T2病变

推荐手术或放疗单一的治疗方案，不建议叠加治疗，除非有高危因素。

（1）手术：经口内镜手术和开放手术均可。经口内镜应该在显微镜下采用二氧化碳激光或等离子等能量平台，在保有一定安全界的前提下，对喉内病变进行完整切除。能够在保有喉基本结构功能的前提下对于早期喉癌进行治疗。具有微创、治疗周期短、恢复快及费用低等诸多优点。内镜下喉显微手术治疗后远期后遗症较少，发音效果较好，但略微逊色于放疗。开放性手术可以选择喉裂开、喉垂直部分切除、喉额侧部分切除、环状软骨上喉部分切除术等术式；开放的功能性喉部分切除手术可保留有效的发音，但声音略低沉，远期后遗症少，治疗过程有一定的痛苦。早期声门型喉癌很少出现淋巴结转移，可以观察，一般不推荐预防性颈淋巴结清扫。

（2）放射治疗：单纯放射治疗适合于早期喉癌、分化不良的喉癌、对声音质量要求高者、拒绝手术、不宜手术或不能耐受手术的患者。一般不推荐联合化疗或靶向治疗，除非患者有高危因素。放疗可较好保留发音功能，但费用较高，治疗周期长，远期后遗症常有咽干、咽痛甚至放射性软骨膜炎及软骨坏死等。

1.1.2 T3病变

推荐：保留喉功能的手术，或同步放化疗。

一侧声门型喉癌的T3病变，常可以行保留喉功能的手术。术后根据病例危险因素决定是否放疗。也可以选择同步放化疗，可获得相似的疗效，但是手术与同步放化疗对比研究的没有I类证据，可根据患者身体状况、对发音质量的要求综合考虑，选择治疗方案。

（1）手术：手术常选择垂直喉部分切除、额侧喉部分切除、喉环状软骨上次全切除环-舌骨-会厌固定术甚至气管-舌骨-会厌固定术等保留喉功能的术式，根据患者的年龄、肺功能的状况选择，一般选择年龄小于70岁，肺功能好的患者做功能性喉癌手术。对于N+的颈部，给予根治或改良根治性颈清扫。对于N-的颈部，推荐病变同侧Ⅱ-Ⅲ区择区性颈清扫，对可疑淋巴结冰冻病检，根据结果再决定是否扩大清扫范围。术后根据切缘、淋巴结转移与否的病理结果决定是否辅助放疗。

（2）放射治疗：主要应用于有多个淋巴结转移或淋巴结包膜外受侵、切缘阳性、周围神经受侵、血管内瘤栓等高危因素的患者。非手术治疗推荐同步放化疗或放疗加靶向药物治疗。放疗技术推荐三维适形调强放疗。同步放化疗可较好保留喉功能，但也有部分患者会出现放疗后的发音及吞咽功能障碍，甚至依赖气管切开及鼻饲管。同步放化疗后远期的咽干、咽痛等后遗症的发生率也较高。

1.1.3 声门型LC T4a病变

推荐：手术加术后放疗。

T4a属于晚期可切除病变，如果有明显的喉软骨侵犯或喉外侵犯，手术加术后放疗的肿瘤学效果优于单纯放疗。但常需全喉切除，丧失发音功能，影响生活质量。对于要求保留发音功能的患者，也可以考虑先诱导化疗，根据化疗后效果再决定下一步治疗方案。

1.1.4 声门型LC T4b病变

推荐：诱导化疗降期后手术，或临床试验入组。

T4b 属于晚期难以切除病变，可以姑息性放疗，也可以尝试诱导化疗降期，降期后根据病变范围及患者意愿再选择治疗方案，推荐降期后全喉切除加术后同步放化疗。

1.2　声门上型喉癌

1.2.1　T1/T2 病变

推荐：手术或单纯放疗。

（1）手术：可以有选择地进行经口内镜手术或者达芬奇机器人手术，采用显微镜下二氧化碳激光或等离子等能量平台，在保有一定安全界的前提下，对喉内病变进行完整切除。由于等离子有良好的止血效果，在早期声门上型的处理方面具有一定优势，在声门上型喉癌内镜手术时应该遵循"可保留，可切除"的原则，有时候为了追求病变暴露效果，可能需要鸭嘴状等特殊的支撑喉镜系统。也可以进行开放性手术，结合患者肺功能等全身情况，选用会厌切除术、喉水平切除术或喉全切除术。对于 N-内镜手术的患者可以根据具体情况密切观察颈部淋巴结情况也可以进行同侧或者双侧 Ⅱa 和 Ⅲ 区清扫，开放性手术者应进行同侧或者双侧 Ⅱa 和 Ⅲ 区清扫。

（2）放射治疗：原则同声门型喉癌。

1.2.2　T3 病变

推荐：喉功能性手术，或诱导化疗，或同步放化疗。

原则与声门型喉癌一致，只是在声门上型喉癌行喉功能保全手术时要更好的评估患者肺功能，预防患者术后呛咳和误吸。

（1）手术：手术常可以选择喉水平部分切除术和喉全切除术。对于N-病人推荐同侧或双侧的Ⅱ-Ⅳ区淋巴结清扫，对于N+的颈部，给予双侧Ⅱ-Ⅳ区选择性、根治或改良根治性颈清扫。术后放疗原则同声门型喉癌。

（2）放射治疗：同声门型喉癌

1.2.3 声门上型喉癌T4病变：原则同声门型喉癌

化学及生物治疗：目前认为单纯化疗尚不能作为根治性治疗方式，多以诱导化疗、辅助化疗或同步放化疗的形式配合手术及放疗使用。方案多采用以铂类为主的TP或者TPF。

辅助治疗：生物治疗包括靶向药物、PD-1或者PD-L1免疫治疗及细胞免疫等其他治疗。主要用于常规治疗后复发转移的病例，或晚期病例和常规治疗联合应用。

声门下型喉癌少见，治疗原则同声门型喉癌。

2 喉癌的预后

喉癌的预后与患者全身情况、机体免疫状态、肿瘤分期和生物学特性、治疗方法选择及术后康复情况等多因素有关。早期LC外科治疗5年生存率可达80%以上，中晚期LC 5年生存率为50%~60%。喉鳞状细胞癌生存率根据不同部位及TNM分期也不尽相同。

第三节　喉癌的康复及治疗后管理

1　喉癌的康复

喉癌治疗后的康复最突出要解决的问题是喉全切除治疗后的再发声问题。由于喉切除后失去了发音功能，给患者在生活和社会交往等方面带来极大不便。目前无喉者言语康复的主要手段包括：食道语、人工气动喉、电子喉及发音纽，它们各有利弊，可以在专业语音康复师或临床医生指导下根据患者年龄、全身情况结合个人意愿选择使用。

2　喉癌治疗后管理及随访

喉癌患者出院后首次随访时间一般为治疗后1月，术后第1年内每2~3月一次喉镜检查，每4~6个月进行一次颈部增强CT及包括肺、腹部等全身检查，如手术处理甲状腺或接受颈部放疗者应每月检查一次甲状腺功能，根据情况予以纠正；治疗后第2年内每6月一次门诊复查，内容包括：喉镜、颈部增强CT及全身检查。5年后每12个月复查一次。晚期患者根据症状体征，选择性应用全身PET-CT等相关影像学检查。每次复查，应记录患者的功能恢复情况。对所有LC患者建议终生随访，并应宣教戒烟、戒酒、改变不良生活习惯。

3　喉癌诊治建议

（1）在全社会积极宣传禁烟限酒，积极治疗或密切观察癌前病变。

（2）怀疑喉癌者，应进行喉镜等详细的相关检查。

（3）怀疑喉癌者，应在治疗方案设计前取得病理诊断。

（4）治疗前、后应对喉癌进行临床及病理分期。

（5）推荐在治疗前与影像、放疗及化疗等专家进行MDT讨论制定详细的治疗方案。

（6）对早期病变应采手术或放疗的单一治疗模式，中晚期病变采用以手术为主的综合治疗方案。

（7）重视治疗后康复，尤其是无喉者言语康复及社会回归。

（8）治疗后定期复查，2~3个月复查一次，内容包括查体和喉镜检查，4~6个月复查一次影像。

第三章

鼻腔鼻窦恶性肿瘤

第一节 概述

鼻腔鼻窦恶性肿瘤（Sinonasal Cancer，SC）少见，其发生率约占全身恶性肿瘤的1％，占头颈部恶性肿瘤的3％~5％。男女比例大约为2：1至4：1。肿瘤好发于鼻腔、上颌窦和筛窦，少见于额窦、蝶窦。肿瘤病理来源多样，多数为上皮来源，少数为间叶组织来源，而骨组织、淋巴、造血组织来源也可见。病理类型主要包括鳞状细胞癌、腺样囊性癌、腺癌、内翻乳头状瘤恶变、嗅神经母细胞瘤和较少见的淋巴瘤、黏液表皮样癌、腺泡细胞癌、黑色素瘤、神经内分泌癌、肉瘤（包括平滑肌肉瘤、横纹肌肉瘤、软骨肉瘤、骨肉瘤）等。

SC的治疗是以手术彻底切除联合放化疗的整合治疗，由于多样的病理类型，每种病理类型的生长、侵袭与转移方式等肿瘤生物学行为都不相同，而且鼻腔鼻窦及其相邻结构复杂，故鼻腔SC很难有简单统一的治疗模式；许多问题还存在争议，目前国内还无这方面的指南或共识，需结合国情，制定适合中国国情的SC诊断与治疗专家共识，为临床该类患者的诊疗提供指导和帮助。

1 治疗前评估

1.1 临床表现

SC早期表现为单侧鼻塞、血性分泌物或鼻出血，中晚期出现疼痛、面部与上腭麻木和肿胀、流泪与复视、张口困难、恶病质等症状。

1.2 体检

SC外观常呈菜花状，色红，基底广泛，触之易出血，伴有溃烂及坏死。也有早期呈息肉状者。常有上列牙齿松动或脱落、牙龈出现肿胀、溃疡，硬腭及牙龈沟呈半圆形隆起、眶下缘可能隆起、变钝或有骨质缺损或侵袭破坏。眼球突出，运动受限及球结膜水肿、开口度变小。

1.3 辅助检查

鼻内镜检查及活检：鼻腔病变者可从鼻腔内取材活检。如高度怀疑鼻窦肿瘤时，可穿刺细胞学检查或鼻内镜下开放鼻窦取活检。

1.4 影像学检查

推荐：鼻窦增强CT与增强MRI联合使用。

鼻腔鼻窦影像学检查方法包括CT，MRI与DSA等。CT可清晰显示骨质结构异常，但软组织对比较差。MRI软组织对比分辨力较高，可提供解剖形态、代谢和功能等信息，对肿瘤诊断与鉴别诊断、疗效监测与评估以及预后预测更有价值，但MRI显示骨皮质异常的敏感度低于CT。对恶性肿瘤进行定性及判断周围结构累及情况时，推荐增强CT与增强MRI联合使用，在治疗中、治疗后复查时可根据临床需要酌情选择。怀疑或除外远处转移时，PET/CT或PET/MRI全身扫描优于常规影像学方法。

恶性肿瘤的基本影像征象包括：①软组织肿块形态多不规则，边界多不清楚；②呈侵袭性生长，侵犯邻近结构；③明显的虫蚀状或浸润性骨质破坏；④增强后多呈不均匀轻中度强化，可见囊变、坏死液化区。

第二节　病变部位及病理特征

鼻腔鼻窦恶性肿瘤治疗缺乏高级别循证医学证据，以下方案根据文献的总结及专家讨论的意见制定，对怀疑恶性肿瘤者，应首先获得病理诊断和充分的影像评估，通过多学科整合诊治（MDT to HIM）专家团队病例讨论后确定整合治疗方案。

表 3-1　AJCC 2017 年鼻腔鼻窦恶性肿瘤 TNM 分期

T分期	标准
Tx	原发肿瘤无法评估
Tis	原位癌

注：发生于鼻腔和鼻窦上皮的恶性肿瘤（不包括淋巴瘤/肉瘤/恶性黑色素瘤）

表 3-2　原发肿瘤（T）

上颌窦	
T1	肿瘤局限于上颌窦黏膜，无骨的侵蚀或破坏
T2	肿瘤侵蚀或破坏骨质，包括侵犯硬腭和/或中鼻道，未累及上颌窦后壁和翼突内侧板
T3	肿瘤侵犯以下任一部位：上颌窦后壁、皮下组织、眶底或眶内侧壁、翼腭窝、筛窦
T4a	肿瘤侵犯眶内容物、面颊皮肤、翼突内侧板、颞下窝、筛板、蝶窦或额窦
T4b	肿瘤侵犯以下任一部位：眶尖、硬脑膜、脑、颅中窝、颅神经、三叉神经上颌支（V2）、鼻咽或斜坡
鼻腔和筛窦	
T1	肿瘤局限在任一亚区，有/无骨质侵犯
T2	肿瘤侵犯一个区域或二个亚区或侵犯至鼻筛部相邻区域，有/无骨质侵犯
T3	肿瘤侵犯眶内侧壁或眶底壁、上颌窦、上腭或筛板
T4a	肿瘤侵犯下列任何部位：眶内容物、鼻部或颊部皮肤、翼板、蝶窦或额窦、前颅底
T4b	肿瘤侵犯下列任何部位：眶尖、硬脑膜、脑、颅中窝、颅神经、三叉神经上颌支（V2）、鼻咽或斜坡

表 3-3　区域淋巴结（N）

区域淋巴结	
Nx	区域淋巴结无法评估
N0	无区域淋巴结转移
N1	同侧单个淋巴结转移，最大径≤3cm，ENE[1]（−）
N2	同侧单个淋巴结转移，3cm<最大径≤6cm，ENE（−）；或同侧多个淋巴结转移，最大径≤6cm，ENE（−）；或双侧或对侧淋巴结转移，最大径≤6cm，ENE（−）
N2a	同侧单个淋巴结转移，3cm<最大径≤6cm，ENE（−）
N2b	同侧多个淋巴结转移，最大径≤6cm，ENE（−）
N2c	双侧或对侧淋巴结转移，最大径≤6cm，ENE（−）
N3	转移淋巴结最大径>6cm，ENE（−）；或同侧单个淋巴结转移，ENE（+）；或同侧多个、对侧或双侧淋巴结转移，任一淋巴结ENE（+）
N3a	转移淋巴结中最大径>6cm，ENE（−）
N3b	同侧单个淋巴结转移，ENE（+）或同侧多个、对侧或双侧淋巴结任一淋巴结 ENE（+）

注1：ENE—淋巴结包膜外侵犯

表 3-4　远处转移（M）

远处转移	
Mx	远处转移无法评估
M0	无远处转移
M1	有远处转移

不同部位癌的治疗方案选择原则、手术适应证、综合治疗选择有区别，不同的病理类型的治疗方案的区别。

1 鼻腔筛窦癌

鼻腔及筛窦恶性肿瘤以鳞状细胞癌、嗅神经母细胞瘤、腺样囊性癌、乳头瘤恶变、恶性黑色素瘤多见，治疗以外科手术+放疗或放化疗的整合治疗模式。对局部可彻底切除肿瘤（T1-T4a），先手术后放疗；如病变接近眼球、视神经、海绵窦等重要结构，预计手术不能获得足够安全切缘或化疗敏感的病例，可采用先诱导化疗或术前放疗，待病变范围缩小后再手术的方案。对分化差的嗅神经母细胞瘤，应考虑先诱导化疗2~3周期再手术。鼻腔筛窦的恶性黑色素瘤，对化疗放疗不敏感，应尽量彻底切除，术后给予放疗、免疫治疗。侵犯眶内的鼻腔筛窦肿瘤，为保眼功能，可先诱导化疗或放疗，然后手术。腺样囊性癌容易发生肺转移，孤立的肺转移可对原发灶和转移灶行手术切除。

鼻腔及筛窦癌手术进路包括：经鼻内镜下手术、鼻侧切开、面中翻揭进路、颅面联合进路、内镜辅助下经颅手术联合等。

（1）经鼻内镜下微创手术：适用于切除局限于鼻腔、筛窦范围内T1-T3病变，病变未侵犯鼻骨、上颌骨前壁、眶内脂肪及眼肌、额骨、大范围硬脑膜、脑实质、矢状窦等；小范围的硬脑膜受累或眶纸板受累也可应用，依据术者经验、技术设备条件，可向前颅底颅内区域拓展，鼻内镜下可切除筛窦、鼻腔外侧壁、筛顶及前颅底的硬脑膜、眶纸板及眶筋膜、上颌窦的后壁，如切除这些结构能获得肿瘤安全切缘，则可选择经鼻内镜手术。

（2）鼻侧切开术适用于累及鼻骨、上颌骨额突或额窦的病变。

（3）颅面联合进路手术：可整块切除累及前颅底区肿瘤，主要适用于累及前颅底或硬脑膜，未累及脑组织的可切除病变。

（4）内镜辅助颅面联合手术：经鼻用内镜，联合开颅手术，适用于未累及鼻骨及上颌骨，颅内病变较大病例。内镜接合术中影像导航技术，可提高手术安全性和准确性。

2 上颌窦恶性肿瘤

上颌窦恶性肿瘤以鳞状细胞癌、腺样囊性癌、内翻乳头瘤恶变为多见，治疗以外科手术+放疗或放化疗的整合治疗模式为主。单纯放化疗总体5年生存率（25%~46%）不如以手术为主的整合治疗（66%左右）。诱导化疗对上颌窦癌的作用尚未确定，但对恶性程度高，侵犯眶内容的病例可尝试用来保留眼功能。T1病变可单纯手术，对T2及T3病变以手术联合术后放疗/或同步放化疗的整合治疗。T4a病变可先手术再放疗，也可先放疗再手术，手术与放疗的时机选择各有利弊。如评估手术可将肿瘤切除干净，建议先手术后放疗，手术与放疗间隔最好在6周内。T4b病变一般难以彻底切除，对鳞状细胞癌或其他对放化疗敏感的肿瘤，推荐先放疗，或诱导化疗，然后手术；而鼻内翻乳头状瘤恶变、腺样囊性癌对放疗化疗不敏感，一般不选择术前放化疗，手术将肿瘤尽可能多的切除，再辅助术后放疗。

对累及眶内容的病变，需眶内容物切除而保眼意愿强烈的患者、无法接受颜面切口的患者，可给予术前诱导化疗/放化疗后，再次评估病变范围，给予手术治疗或继续根治性放疗。有研究提示，对诱导化疗的反应预示上颌窦癌的预后，对诱导放化疗敏感者，整合治疗后5年生存率可达70%，而不敏感者仅为26%。

2.1 上颌窦恶性肿瘤的术式选择

根据病变范围不同，上颌窦恶性肿瘤术式主要有鼻内镜下手术、上颌骨部分切除术、上颌骨全切除术、上颌骨扩大切除术。上颌骨切除手术是上颌窦恶性肿瘤治疗的基本术式，根据病变位置、大小确定上颌骨切除范围，可以部分切除、次全切除、全切除、扩大全切除及颅面联合切除等。翼突根部、眶下裂、颧突部是容易残留肿瘤的部位。上颌骨切除前，应设计好自体组织瓣或赝复体修复重建方法，以改善患者术后的功能与外形；特别是封闭口鼻腔通道、支撑眶底以改善术后的生存质量；上颌骨切除后建议同期自体组织瓣修复重建，可供修复重建的组织瓣包括游离的腓骨瓣、股前外侧皮瓣、腹直肌瓣、前臂皮瓣、小腿内侧皮瓣等，如果无显微手术条件，可用局部带蒂组织瓣如颞肌瓣、延长下斜方肌瓣等；这些组织瓣均能较好恢复功能，但外形恢复以骨性的腓骨瓣、髂骨瓣等较好。3D打印辅助设计的游离骨瓣移植可以明显改善术后的面部外形。

3　额窦癌

额窦癌发病率极低，额窦癌的治疗除了未分化癌外，主要采用外科手术加术后放疗的整合治疗方案。常需颅面联合手术，同时应进行可靠的颅底、额部重建。累及眶内容、硬脑膜的巨大肿瘤术前可诱导化疗或同步放化疗。未分化癌推荐首选同步放化疗。

4　蝶窦癌

蝶窦癌发病率极低，发现时多为不可手术的晚期病变，加之蝶骨周围重要结构多，难以完全切除，治疗主要采取蝶窦开放并尽可能多的切除肿瘤，术后放疗，也可诊断明确后，先放疗，然后再蝶窦开放。未分化癌推荐首选同步放化疗。手术治疗有助于减轻症状，即使肿瘤未能全切（即减瘤手术），开放蝶窦，术后再行放疗，预后亦优于单纯放疗。周围侵袭范围大的肿瘤，根据多学科整合诊治（MDT to HIM）讨论结果与相应科室联合治疗。

第三节　颈部淋巴结的处理

鼻腔鼻窦癌T3、T4病变颈淋巴结转移高达20%。淋巴结转移风险与病理类型有关，鳞癌转移率最高，特别是累及上唇龈沟者，术前应仔细评估，如有可疑淋巴结转移，应行择区性淋巴结清扫；而腺样囊性癌、腺癌、未分化癌、黏液表皮样癌等其他病理类型的上颌窦癌颈淋巴结转移率较低，不到10%，如未见可疑可以随访观察。

晚期鼻腔鼻窦癌，应注意咽后/咽旁淋巴结的评估；如怀疑转移，推荐与鼻窦手术同期处理。

第四节　鼻腔鼻窦恶性肿瘤中其他少见恶性肿瘤

鼻腔鼻窦恶性肿瘤中其他恶性实体性肿瘤包括淋巴上皮癌、恶性黑色素瘤、肉瘤、神经内分泌癌等，临床相对少见，分述如下：

1 肉瘤

少见，易早期血道转移，可分为骨肉瘤、软骨肉瘤、血管肉瘤、横纹肌肉瘤、恶性血管外皮瘤、恶性纤维组织细胞瘤和纤维肉瘤等。青少年多见。放化疗不敏感的类型主张病灶广泛切除实现局部控制，术后放疗或同步放化疗。对恶性程度高，化疗敏感的类型，建议先化疗3~4周期，再评估，如果有效，化疗6~8周期后，再切除残余病变，然后再放疗。青春期前的患儿，放疗可致颜面发育畸形，应慎重。

2 神经内分泌癌

临床极少见，WHO根据组织学形态分为3个亚型：分化好、中度分化、分化差。分化好和中等者，手术彻底切除加术后放疗，分化差者先化疗，再手术加放疗。

第五节 鼻腔鼻窦恶性肿瘤的鼻内镜手术

鼻内镜下鼻腔鼻窦恶性肿瘤手术，术者应有开放手术的经验和训练，合适的鼻颅底手术器械，相对固定的可以2人4手操作的助手。所有病例应有病理诊断，经过了MDT to HIM讨论，病理类型适合手术治疗，在充分评估病变范围和术者手术技能后估计可将病变彻底切除，并且有术中中转开放手术的条件，方可选择鼻内镜下手术。

1 适应证

依肿瘤部位、范围、病理类型、临床分期及内镜技术设备条件、术者的内镜手术技术等而制定。

1.1 单纯鼻内镜手术

（1）T1T2鼻腔筛窦恶性肿瘤，局限于鼻中隔、鼻腔外侧壁、筛窦，或未突破硬脑膜进入颅内脑实质。

（2）经过诱导化疗后PR的T3T4病变的鼻腔筛窦恶性肿瘤。

（3）经严格筛选的T3T4病变的鼻腔筛窦恶性肿瘤、局限的蝶窦、上颌窦内壁、后壁，小范围侵犯翼额窝。预期可彻底切除获得阴性切缘。

1.2 经鼻内镜手术联合其他开放手术入路

（1）额窦。

（2）上颌窦后壁、上壁；或原发部位不明时。

（3）肿瘤侵犯前颅底侵犯脑实质或中颅窝等颅内区域。

（4）肿瘤侵犯眶内。

1.3 扩大鼻内镜入路（expanded endonasal approaches，EEA）

该入路仅适合具有精湛内镜外科技术的耳鼻咽喉

科医生与神经外科医生的合作团队：能在内镜下切除的腹侧颅底恶性肿瘤。目前扩大鼻内镜入路手术可切除前界为额窦，后界为第二颈椎，两侧达海绵窦、岩尖、翼腭窝及部分颞下窝的颅底区域肿瘤。

1.4　不宜仅选内镜手术，有必要结合开放性手术入路

（1）肿瘤侵犯上颌窦的前壁骨质及皮下组织，或侵犯上颌窦下壁骨质或牙槽骨。

（2）肿瘤侵犯额窦后壁、额部皮肤、眼眶及前颅窝。

1.5　医生及患者的状况

（1）手术者的个人技术能力、医院和相关学科的支撑能力。包括术者的知识基础、培训经历、外科技巧、心理素质和应变能力，以及颅底手术团队的配合能力，医院手术设备、围手术期监护水平、辅助科室的专业水平和协同配合状况等。

（2）患者的身体状况能耐受手术。

2　禁忌证

以下几点为相对禁忌证，可联合神经外科医生共同手术。

（1）因病理性质和范围无法经内镜下完全切除的病例。经多学科会诊，认为外科治疗是为姑息性切除

的方案除外。

（2）病变累及海绵窦、颈静脉孔区域或侵犯颞下窝的恶性肿瘤（病变常累及岩骨段颈内动脉和颈静脉孔），单纯内镜下无法处理该区域。

（3）对颅内外沟通肿瘤要谨慎单纯采用经鼻内镜入路。

第六节 鼻腔鼻窦恶性肿瘤放疗-化疗-整合治疗的应用

除高分化或低度恶性的早期病变彻底切除者外，一般 SC 建议术后放疗，放疗剂量 60~75Gy。晚期病变可考虑同步放化疗，未分化癌、肉瘤推荐术后联合放化疗。

身体状况差不能耐受根治性治疗，或已有远地转移而局部症状明显，或局部疾病进展迅速严重影响生活质量，可行姑息减症放疗。姑息放疗剂量根据使患者减症或耐受情况制定和完成。为减少治疗相关毒副作用，推荐三维适形调强放疗技术。对一般放射线不敏感的肿瘤，可尝试重粒子放疗。

第七节 生物治疗

肿瘤生物治疗的机理是干扰瘤细胞的发生、生长、分化、凋亡、侵袭、转移和复发，促进机体免疫细胞重建，主要包括免疫细胞治疗、细胞因子治疗（干扰素、白细胞介素、造血刺激因子、肿瘤坏死因子等）、分子靶向药物治疗、基因治疗以及肿瘤疫苗治疗等。适用于多种实体瘤，但目前关于SC的生物治疗研究较少，目前大多是靶向药物联合化疗或放疗应用。研究表明部分SC中表皮生长因子（EGFR）高表达，针对EGFR的靶向药物能够抑制肿瘤生长、转移，促进细胞凋亡，提高肿瘤对化疗和放疗的敏感。另外，程序性死亡受体1（PD-1）及其配体PD-L1为靶点的免疫治疗在鼻腔鼻窦鳞癌中发挥一定作用。生物治疗作为较新的治疗手段，有望成为鼻腔鼻窦肿瘤整合治疗的重要组成部分，改善晚期患者的生活质量和提高生存率。

第八节 预后和随访

1 预后

鼻腔鼻窦鳞状细胞癌5年疾病特异生存率约在50%~69.5%，依据AJCC分期，Ⅰ期为87.9%，Ⅱ期为70.5%，Ⅲ期为46.8%，Ⅳ期为38.0%。足够大范围的手术切缘与良好的预后直接相关，对可切除肿瘤，手术加术后放疗能更好提高患者OS和RFS。

嗅神经母细胞瘤3年总生存率及带瘤生存率分别

为 66.7% 和 57.5%，Kadish A、B 和 C 三期的 3 年总生存率分别为 91.3%，91.2% 和 49.5%。其中远处转移及未接受整合治疗是影响嗅神经母细胞瘤总生存率及带瘤生存率的独立不良预后因素。嗅母治疗手术联合放疗预后最佳。

腺样囊性癌因其嗜神经性和易远处转移的特性预后相对较差，5 年总生存率在 57.5%~65.2%。ACC 远处转移率较高，远处转移率为 21.6%，其中肺转移占 78.9%，对单个肺转移灶，可考虑手术切除或转移灶局部小野放疗。

鼻腔鼻窦未分化癌，5 年生存率约为 42.2%。术后辅以放化疗治疗比单纯放化疗存活率高（分别是 55.8% 和 42.6%）。切缘状态在手术疗效中起关键作用，如术前评估无法获得或很难获得阴性切缘，则手术对患者的生存期改善可能没有帮助。

2 随访

随访时间及内容：

SC 出院后一般首次随访时间为术后 1 月，术后第 1 年内每 2~3 个月一次详细的鼻内镜检查，每 4~6 个月一次增强 MRI 或 CT；第 2 年内每 3~4 个月一次鼻内镜检查，每 6 个月一次增强 MRI 或 CT；术后第 3 年后每 4~5 个月一次鼻内镜检查，每 6 个月一次增强核磁或

CT；3~5年每6个月复查一次鼻内镜和MRI或CT，5年后每6个月复查一次鼻内镜，每一年复查一次增强MRI或CT；同时术后也应关注颈部淋巴结，每6个月一次颈部淋巴结超声，晚期肿瘤或腺样囊性癌患者，还应每年复查低剂量肺CT以排除肺转移；晚期患者根据症状体征，选择性应用全身PET-CT等相关影像学检查。每次复查，应记录患者的功能恢复情况。

3 鼻腔鼻窦恶性肿瘤诊治建议

（1）怀疑鼻腔鼻窦恶性肿瘤者，应进行详细的鼻内镜检查及全身检查。

（2）如果怀疑恶性病变推荐治疗开始前取得病理诊断。

（3）治疗前应做增强CT和增强MRI评估病变范围，临床中晚期可以考虑加做全身PET-CT评估。

（4）推荐治疗前与影像、放疗、化疗、整形等专家进行MDT讨论制定详细的治疗方案。

（5）经评估手术可彻底切除肿瘤者，推荐先手术后放疗，如果不能彻底切除，则推荐先放疗或化疗或二者联合治疗，高度恶性者也可以先化疗或同步放化疗后手术和/或术后放疗。

（6）推荐鼻内镜下肿瘤切除手术在有条件的单位及由相应资质的医生进行。

（7）推荐术后放疗在手术后6周内实施。

（8）治疗后应定期复查，2~3个月临床复查一次，一般5年内5~6个月复查一次影像，5年后可12个月复查一次影像。

—— 第四章 ——

头颈部恶性肿瘤的中医诊治

头颈部恶性肿瘤的病因病机主要为：正气虚弱、肺热内盛、肝胆毒热、痰浊内阻。病位在头颈部，常累及肺、肝胆，是全身疾病的一个局部表现。其病理因素主要为"痰""热""毒"。病理性质总体为全身属虚，局部属实的本虚标实之证。基本治则以扶正祛邪、攻补兼施为关键，重视气阴，肝肺兼顾。

第一节　中医辨证思路

1　辨邪正盛衰

把握病情轻重，权衡扶正与祛邪的主次，合理遣方用药。病程初期，以邪实为主，虽正气尚未大亏，但需顾扶之。进一步发展，邪气日盛，则进入邪正斗争相持的阶段。病程较长，肿瘤发生全身转移，表明邪毒内盛且正气已衰，为邪盛正衰之象。

2　辨虚实

全身属虚，局部属实，虚实夹杂。根据症状、体征，以及检查体表有无肿块、有无肿大的淋巴结等可有助于辨别病机表现的哪一种，或是几种病机兼见并存。

3 辨分期治疗

早、中期以手术、放疗为主，中医治疗为辅，兼治不良反应；晚期或复发的患者在化疗或手术治疗时也可配合中医治疗；不能放、化疗或手术的晚期患者，以中医治疗为主，应标本兼治，或扶正为主兼以祛邪。

第二节 中医分证论治

1 气虚血瘀

主证特点为疲倦、乏力、头颈部肿块、头痛、耳内胀满、耳聋；舌质暗淡或暗红，苔白，脉沉或沉细涩；治法为益气化痰祛瘀。

2 肝肺郁热

主证特点为头痛、或有咳嗽、痰少而粘、口苦咽干、烦躁易怒、头晕头痛等；舌质红，苔黄或黄腻，脉弦滑而数；治法为清肺泻肝。

3 痰热蕴结

主证特点为颈淋巴结肿大、口苦咽干、重者可见口眼歪斜、头痛等，舌质红，少苔或无苔或有裂纹，脉细或细数；治法为化痰散结，清热解毒。

4 气阴两虚

主证特点为口干咽燥、头昏目眩、耳鸣、气短乏力，舌质红，少苔或无苔，或有裂纹，脉细或细数；治法为益气养阴。

5 气血两虚

主证特点为疲倦乏力、少气懒言、面色无华、头晕目眩、鼻干少津、胃纳欠佳、失眠多梦、小便短少、大便秘结；舌质淡而干，少苔，脉沉细或弦细，治法为补气益血。

第三节 中医外治法

1 针灸

可用于鼻咽癌致头痛，恶性肿瘤放疗后张口困难，放化疗期间呕吐，血白细胞减少，伴发鼻出血，放射性脑病，恶性肿瘤合并严重的饮水呛咳，吞咽困难，伴有构音障碍、咽反射等。需严格把握取穴与操作。

2 中药吸入

如硼脑膏适用于痰热蕴结，鼻塞头痛等；辛石散适用于伴鼻塞、头痛较著者。

3 中药雾化

治疗放射性咽喉反应，放疗过程中可每日雾化。适应证：放射性咽喉反应，包括口干、咽干、咽痛、舌燥等。

4 阿是穴敷贴

如血竭膏有活血化瘀，解毒消痈的功效。

5 局部治疗

根据头颈部恶性肿瘤不同时间出现不同症状，而采用不同的外治法，内治配合外用药可以相得益彰，提高疗效。

[1] HOFFMAN H T，KARNELL L H，FUNK G F，et al. The National Cancer Data Base Report on Cancer of the Head and Neck [J]. Archives of otolaryngology--head & neck surgery，1998，124（9）：951-962.

[2] TORRE L A，BRAY F，SIEGEL R L，et al. Global Cancer Statistics，2012 [J]. CA Cancer J Clin，2015，65（2）：87-108.

[3] 房居高，魏秀春，蔡淑平，等. 梨状窝癌侵犯喉结构的病理研究 [J]. 中国肿瘤临床，2002，29（2）：117-20.

[4] LONNEUX M，HAMOIR M，REYCHLER H，et al. Positron emission tomography with [18F]fluorodeoxyglucose improves staging and patient management in patients with head and neck squamous cell carcinoma：a multicenter prospective study [J]. Journal of clinical oncology：official journal of the American Society of Clinical Oncology，2010，28（7）：1190-5.

[5] 杨一帆，何时知，房居高，等. 下咽鳞状细胞癌TPF方案诱导化疗敏感性差异基因的初步分析 [J]. 中华耳鼻咽喉头颈外科杂志，2020，55（2）：125-132.

[6] 翟杰，王茹，王海舟，等. c-FOS基因在下咽鳞状细胞癌对诱导化疗药物敏感性中的作用研究 [J]. 中国耳鼻咽喉头颈外科，2018，25（4）：199-202.

[7] 王海舟，廉猛，王茹，等. 基于miRNA芯片的喉咽鳞状细胞癌对TPF方案诱导化疗敏感性相关miRNA的初步分析 [J]. 中国耳鼻咽喉头颈外科，2016，23（4）：205-210.

[8] SHEN X，TAO Y，YANG Y，et al. Combination of TPF regimen and cinobufotalin inhibits proliferation and induces apoptosis in human hypopharyngeal and laryngeal squamous cell carcinoma cells [J]. OncoTargets and therapy，2019，12：341-8.

[9] LIU S，LIAN M，FANG J，et al. c-Jun and Camk2a contribute

to the drug resistance of induction docetaxel/cisplatin/5-fluoro-uracil in hypopharyngeal carcinoma [J]. International journal of clinical and experimental pathology，2018，11（9）：4605-13.

[10] WANG Y，YUE C，FANG J，et al. Transcobalamin I：a novel prognostic biomarker of neoadjuvant chemotherapy in locally advanced hypopharyngeal squamous cell cancers [J]. OncoTargets and therapy，2018，11：4253-61.

[11] LIAN M，WANG H，FANG J，et al. Microarray gene expression analysis of chemosensitivity for docetaxel，cisplatin and 5-fluorouracil（TPF）combined chemotherapeutic regimen in hypopharyngeal squamous cell carcinoma [J]. Chinese journal of cancer research = Chung-kuo yen cheng yen chiu，2017，29（3）：204-12.

[12] ZHONG Q，FANG J，HUANG Z，et al. A response prediction model for taxane，cisplatin，and 5-fluorouracil chemotherapy in hypopharyngeal carcinoma [J]. Scientific reports，2018，8（1）：12675.

[13] SCHAG C C，HEINRICH R L，GANZ P A. Karnofsky performance status revisited：reliability，validity，and guidelines [J]. Journal of clinical oncology：official journal of the American Society of Clinical Oncology，1984，2（3）：187-93.

[14] OKEN M M，CREECH R H，TORMEY D C，et al. Toxicity and response criteria of the Eastern Cooperative Oncology Group [J]. American journal of clinical oncology，1982，5（6）：649-55.

[15] AMIN M B，GREENE F L，EDGE S B，et al. The Eighth Edition AJCC Cancer Staging Manual：Continuing to build a bridge from a population-based to a more "personalized" approach to cancer staging [J]. CA：a cancer journal for clinicians，2017，67（2）：93-9.

[16] 李晓明. 正确看待多学科综合治疗在头颈部鳞状细胞癌治

疗中的地位和作用 [J]. 中华耳鼻咽喉头颈外科杂志，2016，
51（7）：481-484.

[17] TOWNSEND M，KALLOGJERI D，SCOTT-WITTENBORN
N，et al. Multidisciplinary Clinic Management of Head and
Neck Cancer [J]. JAMA otolaryngology-- head & neck surgery，
2017，143（12）：1213-9.

[18] ECKEL H E，BRADLEY P J. Treatment Options for Hypopha-
ryngeal Cancer [J]. Advances in oto-rhino-laryngology，2019，
83：47-53.

[19] 黄志刚，倪鑫，房居高，等. 经口 CO2 激光手术治疗下咽
癌 [J]. 中华耳鼻咽喉头颈外科杂志，2009，44（9）：722-
725.

[20] FINEGERSH A，VOORA R S，PANUGANTI B，et al. Robot-
ic surgery may improve overall survival for T1 and T2 tumors of
the hypopharynx：An NCDB cohort study [J]. Oral oncology，
2021，121：105440.

[21] WEISS B G，IHLER F，WOLFF H A，et al. Transoral laser
microsurgery for treatment for hypopharyngeal cancer in 211
patients [J]. Head & neck，2017，39（8）：1631-8.

[22] NAKAJIMA A，NISHIYAMA K，MORIMOTO M，et al. De-
finitive radiotherapy for T1-2 hypopharyngeal cancer：a sin-
gle-institution experience [J]. International journal of radiation
oncology，biology，physics，2012，82（2）：e129-35.

[23] 房居高，孟令照，王建宏，等. 经口机器人切除咽喉肿瘤
的可行性及安全性探讨 [J]. 中华耳鼻咽喉头颈外科杂志，
2018，53（7）：512-8.

[24] BERNIER J，COOPER J S，PAJAK T F，et al. Defining risk
levels in locally advanced head and neck cancers：a compara-
tive analysis of concurrent postoperative radiation plus chemo-
therapy trials of the EORTC（#22931）and RTOG（# 9501）
[J]. Head & neck，2005，27（10）：843-50.

[25] MEHANNA H，WONG W L，MCCONKEY C C，et al. PET-CT Surveillance versus Neck Dissection in Advanced Head and Neck Cancer [J]. The New England journal of medicine，2016，374（15）：1444-54.

[26] 刘坤，张欣欣，刘明波，等. 局部中晚期下咽鳞状细胞癌术后放疗与术后同步放化疗治疗的临床研究 [J]. 中华耳鼻咽喉头颈外科杂志，2019，54（9）：662-669.

[27] 杨一帆，王茹，房居高，等. 中晚期下咽癌诱导化疗筛选综合治疗的单臂前瞻性研究：单中心260例报告 [J]. 中华耳鼻咽喉头颈外科杂志，2020，55（12）：1143-53.

[28] 李振东，路铁. 诱导化疗与手术综合治疗对中晚期下咽癌的疗效比较 [J]. 中华耳鼻咽喉头颈外科杂志，2018，53（12）：918-924.

[29] JANORAY G，POINTREAU Y，ALFONSI M，et al. Induction chemotherapy followed by cisplatin or cetuximab concomitant to radiotherapy for laryngeal / hypopharyngeal cancer：Long-term results of the TREMPLIN randomised GORTEC trial [J]. European journal of cancer（Oxford，England：1990），2020，133：86-93.

[30] 何时知，房居高，李平栋，等. 颏下动脉穿支皮瓣在咽喉癌术后缺损修复中的应用 [J]. 中华耳鼻咽喉头颈外科杂志，2020，55（12）：1126-1130.

[31] 王红，吴云腾，马旭辉，等. EGFR单抗联合化疗治疗245例晚期头颈鳞癌疗效分析 [J]. 中国口腔颌面外科杂志，2019，17（2）：129-133.

[32] 董频，英信江，陈歆维，等. 新辅助化疗方案尼妥珠单抗联合奈达铂和5-氟尿嘧啶治疗下咽鳞癌初步临床分析 [J]. 山东大学耳鼻喉眼学报 2016年30卷3期 10-14页 ISTIC CA，2016，

[33] MEULEMANS J，DEBACKER J，DEMARSIN H，et al. Oncologic Outcomes After Salvage Laryngectomy for Squamous

Cell Carcinoma of the Larynx and Hypopharynx: A Multi-center Retrospective Cohort Study [J]. Annals of surgical oncology, 2021, 28 (3): 1751-61.

[34] Salvage laryngectomy and laryngopharyngectomy: Multicenter review of outcomes associated with a reconstructive approach [J]. Head & neck, 2019, 41 (1): 16-29.

[35] VERMORKEN J B, MESIA R, RIVERA F, et al. Platinum-based chemotherapy plus cetuximab in head and neck cancer [J]. The New England journal of medicine, 2008, 359 (11): 1116-27.

[36] GUO Y, LUO Y, ZHANG Q, et al. First-line treatment with chemotherapy plus cetuximab in Chinese patients with recurrent and/or metastatic squamous cell carcinoma of the head and neck: Efficacy and safety results of the randomised, phase III CHANGE-2 trial [J]. European journal of cancer (Oxford, England: 1990), 2021, 156: 35-45.

[37] GUIGAY J, TAHARA M, LICITRA L, et al. The Evolving Role of Taxanes in Combination With Cetuximab for the Treatment of Recurrent and/or Metastatic Squamous Cell Carcinoma of the Head and Neck: Evidence, Advantages, and Future Directions [J]. Frontiers in oncology, 2019, 9: 668.

[38] MACHIELS J P, RENé LEEMANS C, GOLUSINSKI W, et al. Squamous cell carcinoma of the oral cavity, larynx, oropharynx and hypopharynx: EHNS-ESMO-ESTRO Clinical Practice Guidelines for diagnosis, treatment and follow-up [J]. Annals of oncology: official journal of the European Society for Medical Oncology, 2020, 31 (11): 1462-75.

[39] BURTNESS B, HARRINGTON K J, GREIL R, et al. Pembrolizumab alone or with chemotherapy versus cetuximab with chemotherapy for recurrent or metastatic squamous cell carcinoma of the head and neck (KEYNOTE-048): a ran-

domised, open-label, phase 3 study [J]. Lancet（London, England）, 2019, 394（10212）: 1915-28.

[40] YEN C J, KIYOTA N, HANAI N, et al. Two-year follow-up of a randomized phase III clinical trial of nivolumab vs. the investigator's choice of therapy in the Asian population for recurrent or metastatic squamous cell carcinoma of the head and neck（CheckMate 141）[J]. Head & neck, 2020, 42（10）: 2852-62.

[41] COHEN E E W, SOULIèRES D, LE TOURNEAU C, et al. Pembrolizumab versus methotrexate, docetaxel, or cetuximab for recurrent or metastatic head-and-neck squamous cell carcinoma （KEYNOTE-040）: a randomised, open-label, phase 3 study [J]. Lancet（London, England）, 2019, 393（10167）: 156-67.

[42] 刘宏飞, 黄志刚, 房居高, 等. 124例下咽癌患者甲状腺受侵及中央区淋巴结转移情况的回顾性研究 [J]. 中华耳鼻咽喉头颈外科杂志, 2021, 56（9）: 956-961.

[43] STRONG M S, INCZE J, VAUGHAN C W. Field cancerization in the aerodigestive tract--its etiology, manifestation, and significance [J]. The Journal of otolaryngology, 1984, 13（1）: 1-6.

[44] 李敏, 曹轶俤, 谢明, 等. 下咽癌伴发双重癌63例临床分析 [J]. 中国眼耳鼻喉科杂志, 2017, 17（5）: 337-341.

[45] NI X G, ZHANG Q Q, ZHU J Q, et al. Hypopharyngeal cancer associated with synchronous oesophageal cancer: risk factors and benefits of image-enhanced endoscopic screening [J]. The Journal of laryngology and otology, 2018, 132（2）: 154-61.

[46] CHUNG C S, LO W C, LEE Y C, et al. Image-enhanced endoscopy for detection of second primary neoplasm in patients with esophageal and head and neck cancer: A systematic re-

view and meta-analysis [J]. Head & neck, 2016, 38 Suppl 1
（E2343-9.

[47] Lagergren J, Smyth E, Cunningham D, et al. Oesophageal
cancer. Lancet. 2017, 390（10110）: 2383-2396.

[48] HUANG T Q, WANG R, FANG J G, et al. Induction chemo-
therapy for the individualised treatment of hypopharyngeal car-
cinoma with cervical oesophageal invasion: a retrospective co-
hort study [J]. World Journal of Surgical Oncology, 2020, 18
（1）: 330-337.

[49] SUNG H, FERLAY J, SIEGEL R L, et al. Global Cancer Sta-
tistics 2020: GLOBOCAN Estimates of Incidence and Mortali-
ty Worldwide for 36 Cancers in 185 Countries [J]. CA: a can-
cer journal for clinicians, 2021, 71（3）: 209-49.

[50] CHEN W, ZHENG R, BAADE P D, et al. Cancer statistics
in China, 2015 [J]. CA: a cancer journal for clinicians,
2016, 66（2）: 115-32.

[51] SAPKOTA A, GAJALAKSHMI V, JETLY D H, et al. Smoke-
less tobacco and increased risk of hypopharyngeal and larynge-
al cancers: a multicentric case-control study from India [J].
International journal of cancer, 2007, 121（8）: 1793-8.

[52] KIM S Y, PARK B, LIM H, et al. Increased risk of larynx
cancer in patients with gastroesophageal reflux disease from a
national sample cohort [J]. Clinical otolaryngology: official
journal of ENT-UK; official journal of Netherlands Society for
Oto-Rhino-Laryngology & Cervico-Facial Surgery, 2019, 44
（4）: 534-40.

[53] LI X, GAO L, LI H, et al. Human papillomavirus infection
and laryngeal cancer risk: a systematic review and meta-anal-
ysis [J]. The Journal of infectious diseases, 2013, 207（3）:
479-88.

[54] MANNELLI G, CECCONI L, GALLO O. Laryngeal preneo-

plastic lesions and cancer: challenging diagnosis. Qualitative literature review and meta-analysis [J]. Critical reviews in on-cology/hematology, 2016, 106（64-90.

[55] FLESKENS S A, VAN DER LAAK J A, SLOOTWEG P J, et al. Management of laryngeal premalignant lesions in the Nether-lands [J]. The Laryngoscope, 2010, 120（7）: 1326-35.

[56] FERLITO A, DEVANEY K O, WOOLGAR J A, et al. Squa-mous epithelial changes of the larynx: diagnosis and therapy [J]. Head & neck, 2012, 34（12）: 1810-6.

[57] HO A S, KIM S, TIGHIOUART M, et al. Association of Quantitative Metastatic Lymph Node Burden With Survival in Hypopharyngeal and Laryngeal Cancer [J]. JAMA oncology, 2018, 4（7）: 985-9.

[58] SEIWERT T Y, BURTNESS B, MEHRA R, et al. Safety and clinical activity of pembrolizumab for treatment of recurrent or metastatic squamous cell carcinoma of the head and neck （KEYNOTE-012）: an open-label, multicentre, phase 1b trial [J]. The Lancet Oncology, 2016, 17（7）: 956-65.

[59] FERRIS R L, BLUMENSCHEIN G, JR., FAYETTE J, et al. Nivolumab for Recurrent Squamous-Cell Carcinoma of the Head and Neck [J]. The New England journal of medicine, 2016, 375（19）: 1856-67.

[60] Rischin D, Harrington KJ, Greil R, et al. Protocol-specified final analysis of the phase 3 KEYNOTE-048 trial of pembroli-zumab （pembro） as first-line therapy for recurrent/metastatic head and neck squamous cell carcinoma （R/M HNSCC）. J Clin Oncol. 2019, 37（suppl 15; abstr 6000）.

[61] PAUL B C, RAFII B, ACHLATIS S, et al. Morbidity and pa-tient perception of flexible laryngoscopy [J]. The Annals of otol-ogy, rhinology, and laryngology, 2012, 121（11）: 708-13.

[62] EL-DEMERDASH A, FAWAZ S A, SABRI S M, et al. Sensitivity and specificity of stroboscopy in preoperative differentiation of dysplasia from early invasive glottic carcinoma [J]. European archives of oto-rhino-laryngology: official journal of the European Federation of Oto-Rhino-Laryngological Societies (EUFOS): affiliated the German Society for Oto-Rhino-Laryngology - Head and Neck Surgery, 2015, 272 (5): 1189-93.

[63] BERTINO G, CACCIOLA S, FERNANDES W B, JR., et al. Effectiveness of narrow band imaging in the detection of premalignant and malignant lesions of the larynx: validation of a new endoscopic clinical classification [J]. Head & neck, 2015, 37 (2): 215-22.

[64] BANKO B, DJUKIC V, MILOVANOVIC J, et al. MRI in evaluation of neoplastic invasion into preepiglottic and paraglottic space [J]. Auris, nasus, larynx, 2014, 41 (5): 471-4.

[65] BANKO B, DUKIĆ V, MILOVANOVIĆ J, et al. Diagnostic significance of magnetic resonance imaging in preoperative evaluation of patients with laryngeal tumors [J]. European archives of oto-rhino-laryngology: official journal of the European Federation of Oto -Rhino-Laryngological Societies (EUFOS): affiliated with the German Society for Oto-Rhino-Laryngology - Head and Neck Surgery, 2011, 268 (11): 1617-23.

[66] PERETTI G, PIAZZA C, COCCO D, et al. Transoral CO (2) laser treatment for T (is) -T (3) glottic cancer: the University of Brescia experience on 595 patients [J]. Head & neck, 2010, 32 (8): 977-83.

[67] MERCANTE G, GRAMMATICA A, BATTAGLIA P, et al. Supracricoid partial laryngectomy in the management of t3 laryngeal cancer [J]. Otolaryngology--head and neck surgery:

official journal of American Academy of Otolaryngology-Head and Neck Surgery, 2013, 149 (5): 714-20.

[68] CANIS M, IHLER F, MARTIN A, et al. Results of 226 patients with T3 laryngeal carcinoma after treatment with transoral laser microsurgery [J]. Head & neck, 2014, 36 (5): 652-9.

[69] HIGGINS K M. What treatment for early-stage glottic carcinoma among adult patients: CO2 endolaryngeal laser excision versus standard fractionated external beam radiation is superior in terms of cost utility? [J]. Laryngoscope, 2011, 121 (1): 116-34.

[70] MILLGåRD M, TUOMI L. Voice Quality in Laryngeal Cancer Patients: A Randomized Controlled Study of the Effect of Voice Rehabilitation [J]. Journal of voice: official journal of the Voice Foundation, 2020, 34 (3): 486.e13-.e22.

[71] WANG Y, LI X, PAN Z. Analyses of functional and oncologic outcomes following supracricoid partial laryngectomy [J]. European archives of oto-rhino-laryngology: official journal of the European Federation of Oto-Rhino-Laryngological Societies (EUFOS): affiliated with the German Society for Oto-Rhino-Laryngology - Head and Neck Surgery, 2015, 272 (11): 3463-8.

[72]FORASTIERE A A, ZHANG Q, WEBER R S, et al. Long-term results of RTOG 91-11: a comparison of three nonsurgical treatment strategies to preserve the larynx in patients with locally advanced larynx cancer [J]. Journal of clinical oncology: official journal of the American Society of Clinical Oncology, 2013, 31 (7): 845-52.

[73] KUMAR R, DRINNAN M, ROBINSON M, et al. Thyroid gland invasion in total laryngectomy and total laryngopharyngectomy: a systematic review and meta-analysis of the Eng-

lish literature [J]. Clinical otolaryngology：official journal of ENT-UK；official journal of Netherlands Society for Oto-Rhino-Laryngology & Cervico-Facial Surgery，2013，38（5）：372-8.

[74] AMAR A，CHEDID H M，FRANZI S A，et al. Neck dissection in squamous cell carcinoma of the larynx：indication of elective contralateral neck dissection [J]. Brazilian journal of otorhinolaryngology，2012，78（2）：7-10.

[75] FERLITO A，SILVER C E，RINALDO A. Selective neck dissection（IIA，III）：a rational replacement for complete functional neck dissection in patients with N0 supraglottic and glottic squamous carcinoma [J]. The Laryngoscope，2008，118（4）：676-9.

[76] ZOHDI I，EL SHARKAWY L S，EL BESTAR M F，et al. Selective Neck Dissection（IIa，III）：A Rational Replacement for Extended Supraomohyoid Neck Dissection in Patients with N0 Supraglottic and Glottic Squamous Cell Carcinoma [J]. Clinical medicine insights Ear，nose and throat，2015，8（1-6.

[77] 王茹. 改良环状软骨上喉部分切除术治疗中晚期喉癌的疗效及生存质量评估 [J]. 中国耳鼻咽喉头颈外科，2017，24（11）：560-2.

[78] HARADA A，SASAKI R，MIYAWAKI D，et al. Treatment outcomes of the patients with early glottic cancer treated with initial radiotherapy and salvaged by conservative surgery [J]. Japanese journal of clinical oncology，2015，45（3）：248-55.

[79] PFISTER D G，LAURIE S A，WEINSTEIN G S，et al. American Society of Clinical Oncology clinical practice guideline for the use of larynx-preservation strategies in the treatment of laryngeal cancer [J]. Journal of clinical oncology：official journal of the American Society of Clinical Oncology，2006，24

(22): 3693-704.

[80] QASEEM A, SNOW V, OWENS D K, et al. The development of clinical practice guidelines and guidance statements of the American College of Physicians: summary of methods [J]. Annals of internal medicine, 2010, 153 (3): 194-9.

[81] HSIEH C H, LIN C Y, HSU C L, et al. Incorporation of Astragalus polysaccharides injection during concurrent chemoradiotherapy in advanced pharyngeal or laryngeal squamous cell carcinoma: preliminary experience of a phase II double-blind, randomized trial [J]. Journal of cancer research and clinical oncology, 2020, 146 (1): 33-41.

[82] CHIESA-ESTOMBA C M, RAVANELLI M, FARINA D, et al. Imaging checklist for preoperative evaluation of laryngeal tumors to be treated by transoral microsurgery: guidelines from the European Laryngological Society [J]. European archives of oto-rhino-laryngology: official journal of the European Federation of Oto-Rhino-Laryngological Societies (EUFOS): affiliated with the German Society for Oto-Rhino-Laryngology - Head and Neck Surgery, 2020, 277 (6): 1707-14.

[83] ATIENZA J A, DASANU C A. Incidence of second primary malignancies in patients with treated head and neck cancer: a comprehensive review of literature [J]. Current medical research and opinion, 2012, 28 (12): 1899-909.

[84] MIYOSHI M, FUKUHARA T, KATAOKA H, et al. Relationship between quality of life instruments and phonatory function in tracheoesophageal speech with voice prosthesis [J]. International journal of clinical oncology, 2016, 21 (2): 402-8.

[85] DABHOLKAR J P, KAPRE N M, GUPTA H K. Results of Voice Rehabilitation With Provox Prosthesis and Factors Affecting the Voice Quality [J]. Journal of voice: official journal of the Voice Foundation, 2015, 29 (6): 777.e1-8.

[86] SHARMA A, DEEB A P, IANNUZZI J C, et al. Tobacco smoking and postoperative outcomes after colorectal surgery [J]. Annals of surgery, 2013, 258 (2): 296-300.

[87] CHEN A M, DALY M E, VAZQUEZ E, et al. Depression among long-term survivors of head and neck cancer treated with radiation therapy [J]. JAMA otolaryngology-- head & neck surgery, 2013, 139 (9): 885-9.

[88] LUND V J, STAMMBERGER H, NICOLAI P, et al. European position paper on endoscopic management of tumours of the nose, paranasal sinuses and skull base [J]. Rhinology Supplement, 2010, 22 (1-143.

[89] LUCE D, LECLERC A, BéGIN D, et al. Sinonasal cancer and occupational exposures: a pooled analysis of 12 case-control studies [J]. Cancer causes & control: CCC, 2002, 13 (2): 147-57.

[90] BORNHOLDT J, HANSEN J, STEINICHE T, et al. K-ras mutations in sinonasal cancers in relation to wood dust exposure [J]. BMC cancer, 2008, 8 (53.

[91] PATEL S G, SEE A C, WILLIAMSON P A, et al. Radiation induced sarcoma of the head and neck [J]. Head & neck, 1999, 21 (4): 346-54.

[92] 王小婷，时光刚，刘亦青，等.鼻腔鼻窦肿瘤临床特征和病理组织学特点的分析.临床耳鼻咽喉头颈外科杂志 2011；25：1071-1075]

[93] 周光耀，刘亚峰，张贤良，等. 2 353例鼻腔鼻窦肿瘤临床病理分析 [J]. 耳鼻咽喉-头颈外科 2003年10卷1期11-13页 ISTIC CSCD, 2004,

[94] ALBERICO R A, HUSAIN S H, SIROTKIN I. Imaging in head and neck oncology [J]. Surgical oncology clinics of North America, 2004, 13 (1): 13-35.

[95] QUEIROZ M A, HUELLNER M W. PET/MR in cancers of the

head and neck [J]. Seminars in nuclear medicine，2015，45
（3）：248-65.

[96] 李晓明，宋琦.鼻-鼻窦恶性肿瘤的外科手术治疗 [J]. 中华
耳鼻咽喉头颈外科杂志，2013，48（3）：258-261.

[97] 张宗敏，唐平章，徐震纲，等.鼻腔筛窦鳞状细胞癌146例
治疗分析 [J]. 中华耳鼻咽喉头颈外科杂志，2010，45（7）：
555-559.

[98] HANNA E，DEMONTE F，IBRAHIM S，et al. Endoscopic re-
section of sinonasal cancers with and without craniotomy：on-
cologic results [J]. Archives of otolaryngology--head & neck
surgery，2009，135（12）：1219-24.

[99] CASTELNUOVO P，BATTAGLIA P，BIGNAMI M，et al. En-
doscopic transnasal resection of anterior skull base malignancy
with a novel 3D endoscope and neuronavigation [J]. Acta otorhi-
nolaryngologica Italica：organo ufficiale della Societa italiana
di otorinolaringologia e chirurgia cervico-facciale，2012，32
（3）：189-91.

[100] 李晓明，邸斌.影像导航技术在鼻窦-颅底内镜手术中的
应用 [J].山东大学耳鼻喉眼学报，2017，31（2）：1-6.

[101] BOSSI P，SABA N F，VERMORKEN J B，et al. The role of
systemic therapy in the management of sinonasal cancer：A
critical review [J]. Cancer treatment reviews，2015，41
（10）：836-43.

[102] PIGNON J P，BOURHIS J，DOMENGE C，et al. Chemo-
therapy added to locoregional treatment for head and neck
squamous-cell carcinoma：three meta-analyses of updated
individual data. MACH-NC Collaborative Group. Meta-Analy-
sis of Chemotherapy on Head and Neck Cancer [J]. Lancet
（London，England），2000，355（9208）：949-55.

[103] RESTO V A，CHAN A W，DESCHLER D G，et al. Extent
of surgery in the management of locally advanced sinonasal

malignancies [J]. Head & neck, 2008, 30 (2): 222-9.

[104] ASHRAF M, BISWAS J, DAM A, et al. Results of Treatment of Squamous Cell Carcinoma of Maxillary Sinus: A 26-Year Experience [J]. World journal of oncology, 2010, 1 (1): 28-34.

[105] DULGUEROV P, JACOBSEN M S, ALLAL A S, et al. Nasal and paranasal sinus carcinoma: are we making progress? A series of 220 patients and a systematic review [J]. Cancer, 2001, 92 (12): 3012-29.

[106] BRASNU D, LACCOURREYE O, BASSOT V, et al. Cisplatin-based neoadjuvant chemotherapy and combined resection for ethmoid sinus adenocarcinoma reaching and/or invading the skull base [J]. Archives of otolaryngology--head & neck surgery, 1996, 122 (7): 765-8.

[107] KANG J H, CHO S H, KIM J P, et al. Treatment outcomes between concurrent chemoradiotherapy and combination of surgery, radiotherapy, and/or chemotherapy in stage III and IV maxillary sinus cancer: multi-institutional retrospective analysis [J]. Journal of oral and maxillofacial surgery: official journal of the American Association of Oral and Maxillofacial Surgeons, 2012, 70 (7): 1717-23.

[108] MANN W, SCHULER-VOITH C. Tumors of the paranasal sinuses and the nose - a retrospective study in 136 patients [J]. Rhinology, 1983, 21 (2): 173-7.

[109] NIBU K, SUGASAWA M, ASAI M, et al. Results of multimodality therapy for squamous cell carcinoma of maxillary sinus [J]. Cancer, 2002, 94 (5): 1476-82.

[110] SAKAI S, HOHKI A, FUCHIHATA H, et al. Multidisciplinary treatment of maxillary sinus carcinoma [J]. Cancer, 1983, 52 (8): 1360-4.

[111] KIM W T, NAM J, KI Y K, et al. Neoadjuvant intra-arteri-

al chemotherapy combined with radiotherapy and surgery in patients with advanced maxillary sinus cancer [J]. Radiation oncology journal, 2013, 31（3）: 118-24.

[112] BERNIER J. Current state-of-the-art for concurrent chemoradiation [J]. Seminars in radiation oncology, 2009, 19（1）: 3-10.

[113] WENNERBERG J. Pre versus post-operative radiotherapy of resectable squamous cell carcinoma of the head and neck [J]. Acta oto-laryngologica, 1995, 115（4）: 465-74.

[114] JESSE R H. Preoperative versus postoperative radiation in the treatment of squamous carcinoma of the paranasal sinuses [J]. American journal of surgery, 1965, 110（4）: 552-6.

[115] KREPPEL M, DANSCHEID S, SCHEER M, et al. Neoadjuvant chemoradiation in squamous cell carcinoma of the maxillary sinus: a 26-year experience [J]. Chemotherapy research and practice, 2012, 2012（413589.

[116] LEE M M, VOKES E E, ROSEN A, et al. Multimodality therapy in advanced paranasal sinus carcinoma: superior long-term results [J]. The cancer journal from Scientific American, 1999, 5（4）: 219-23.

[117] SAMANT S, ROBBINS K T, VANG M, et al. Intra-arterial cisplatin and concomitant radiation therapy followed by surgery for advanced paranasal sinus cancer [J]. Archives of otolaryngology--head & neck surgery, 2004, 130（8）: 948-55.

[118] HANNA E Y, CARDENAS A D, DEMONTE F, et al. Induction chemotherapy for advanced squamous cell carcinoma of the paranasal sinuses [J]. Archives of otolaryngology--head & neck surgery, 2011, 137（1）: 78-81.

[119] BIDRA A S, JACOB R F, TAYLOR T D. Classification of maxillectomy defects: a systematic review and criteria neces-

sary for a universal description [J]. The Journal of prosthetic dentistry, 2012, 107 (4): 261-70.

[120] BROWN J S, ROGERS S N, MCNALLY D N, et al. A modified classification for the maxillectomy defect [J]. Head & neck, 2000, 22 (1): 17-26.

[121] FUTRAN N D, HALLER J R. Considerations for free-flap reconstruction of the hard palate [J]. Archives of otolaryngology--head & neck surgery, 1999, 125 (6): 665-9.

[122] MUZAFFAR A R, ADAMS W P, JR., HARTOG J M, et al. Maxillary reconstruction: functional and aesthetic considerations [J]. Plastic and reconstructive surgery, 1999, 104 (7): 2172-83; quiz 84.

[123] 钟琦, 黄志刚, 房居高, 等. 改良颞肌瓣对上颌骨切除后眶底合并硬腭缺损的Ⅰ期修复疗效 [J]. 中华耳鼻咽喉头颈外科杂志, 2016, 51 (9): 671-674.

[124] 李平栋, 房居高, 于振坤, 等. 延长下斜方肌肌皮瓣修复颅底缺损 [J]. 首都医科大学学报, 2011, 32 (6): 750-753.

[125] 孟令照, 房居高, 王生才, 等. 鼻上颌骨颅底区巨大缺损的修复 [J]. 临床耳鼻咽喉头颈外科杂志, 2009 (23): 1093-1096.

[126] 房居高, 周维国, 韩德民, 等. 游离股前外侧穿支血管皮瓣修复上颌骨切除后缺损 [J]. 中国耳鼻咽喉头颈外科, 2011, 18 (1): 3.

[127] 张彬. 因地制宜 协同发展 不断提升我国头颈修复水平 [J]. 中华耳鼻咽喉头颈外科杂志, 2015, 50 (5): 354-356.

[128] 张永侠, 张彬, 李德志, 等. 上颌骨缺损类型与游离组织瓣修复选择的初步研究 [J]. 中华耳鼻咽喉头颈外科杂志, 2011, 46 (5): 368-372.

[129] BROWN J S, SHAW R J. Reconstruction of the maxilla and midface: introducing a new classification [J]. The Lancet On-

cology，2010，11（10）：1001-8.

[130] 何时知，侯丽珍，陈晓红，等. 3D打印辅助设计个性化游离腓骨瓣成形修复上颌骨切除术后缺损 [J]. 中华耳鼻咽喉头颈外科杂志，2020，55（3）：205-8.

[131] BHOJWANI A，UNSAL A，DUBAL P M，et al. Frontal Sinus Malignancies：A Population-Based Analysis of Incidence and Survival [J]. Otolaryngology--head and neck surgery：official journal of American Academy of Otolaryngology-Head and Neck Surgery，2016，154（4）：735-41.

[132] GERLINGER I，GOBEL G，TóTH E，et al. Primary carcinoma of the frontal sinus：a case report and a review of literature [J]. European archives of oto-rhino-laryngology：official journal of the European Federation of Oto-Rhino-Laryngological Societies（EUFOS）：affiliated with the German Society for Oto-Rhino-Laryngology - Head and Neck Surgery，2008，265（5）：593-7.

[133] 张丽，赵青. 原发性蝶窦癌2例并文献复习 [J]. 中国中西医结合耳鼻咽喉科杂志，2012，20（6）：465-6.

[134] VEDRINE P O，THARIAT J，MERROT O，et al. Primary cancer of the sphenoid sinus--a GETTEC study [J]. Head & neck，2009，31（3）：388-97.

[135] ABU-GHANEM S，HOROWITZ G，ABERGEL A，et al. Elective neck irradiation versus observation in squamous cell carcinoma of the maxillary sinus with N0 neck：A meta-analysis and review of the literature [J]. Head & neck，2015，37（12）：1823-8.

[136] HOMMA A，HAYASHI R，MATSUURA K，et al. Lymph node metastasis in t4 maxillary sinus squamous cell carcinoma：incidence and treatment outcome [J]. Annals of surgical oncology，2014，21（5）：1706-10.

[137] DULGUEROV P，JACOBSEN M S，ALLAL A S，et al. Na-

sal and paranasal sinus carcinoma: Are we making progress? [J]. Cancer, 2001, 92: 3012 - 29.

[138] CANTù G, BIMBI G, MICELI R, et al. Lymph node metastases in malignant tumors of the paranasal sinuses: prognostic value and treatment [J]. Archives of otolaryngology--head & neck surgery, 2008, 134 (2): 170-7.

[139] FERRARI M, ORLANDI E, BOSSI P. Sinonasal cancers treatments: state of the art [J]. Current opinion in oncology, 2021, 33 (3): 196-205.

[140] LóPEZ F, LLORENTE J L, OVIEDO C M, et al. Gene amplification and protein overexpression of EGFR and ERBB2 in sinonasal squamous cell carcinoma [J]. Cancer, 2012, 118 (7): 1818-26.

[141] GARCíA-MARíN R, REDA S, RIOBELLO C, et al. Prognostic and Therapeutic Implications of Immune Classification by CD8 (+) Tumor-Infiltrating Lymphocytes and PD-L1 Expression in Sinonasal Squamous Cell Carcinoma [J]. International journal of molecular sciences, 2021, 22 (13): 6926.

[142] STAMMBERGER H, ANDERHUBER W, WALCH C, et al. Possibilities and limitations of endoscopic management of nasal and paranasal sinus malignancies [J]. Acta oto-rhino-laryngologica Belgica, 1999, 53 (3): 199-205.

[143] LUND V J, STAMMBERGER H, NICOLAI P, et al. European position paper on endoscopic management of tumours of the nose, paranasal sinuses and skull base [J]. Rhinology Supplement, 2010, 22: 1-143.

[144] CASIANO R R, NUMA W A, FALQUEZ A M. Endoscopic resection of esthesioneuroblastoma [J]. American journal of rhinology, 2001, 15 (4): 271-9.

[145] NICOLAI P, BATTAGLIA P, BIGNAMI M, et al. Endoscopic surgery for malignant tumors of the sinonasal tract and

adjacent skull base: a 10-year experience [J]. American journal of rhinology, 2008, 22 (3): 308-16.

[146] SHIPCHANDLER T Z, BATRA P S, CITARDI M J, et al. Outcomes for endoscopic resection of sinonasal squamous cell carcinoma [J]. The Laryngoscope, 2005, 115 (11): 1983-7.

[147] 中华耳鼻咽喉头颈外科杂志编辑委员会, 李静. 鼻腔鼻窦恶性肿瘤内镜手术治疗专家讨论 [J]. 中华耳鼻咽喉头颈外科杂志, 2013, 48 (3): 180-5.

[148] UNSAL A A, DUBAL P M, PATEL T D, et al. Squamous cell carcinoma of the nasal cavity: A population-based analysis [J]. The Laryngoscope, 2016, 126 (3): 560-5.

[149] KAZI M, AWAN S, JUNAID M, et al. Management of sinonasal tumors: prognostic factors and outcomes: a 10 year experience at a tertiary care hospital [J]. Indian journal of otolaryngology and head and neck surgery: official publication of the Association of Otolaryngologists of India, 2013, 65 (Suppl 1): 155-9.

[150] PARé A, BLANCHARD P, ROSELLINI S, et al. Outcomes of multimodal management for sinonasal squamous cell carcinoma [J]. Journal of cranio-maxillo-facial surgery: official publication of the European Association for Cranio-Maxillo-Facial Surgery, 2017, 45 (8): 1124-32.

[151] MICHEL J, FAKHRY N, MANCINI J, et al. Sinonasal squamous cell carcinomas: clinical outcomes and predictive factors [J]. International journal of oral and maxillofacial surgery, 2014, 43 (1): 1-6.

[152] XIONG L, ZENG X L, GUO C K, et al. Optimal treatment and prognostic factors for esthesioneuroblastoma: retrospective analysis of 187 Chinese patients [J]. BMC cancer, 2017, 17 (1): 254.

[153] 刘文胜，徐震纲，高黎，等.上颌窦腺样囊性癌的临床诊治研究 [J].中华耳鼻咽喉头颈外科杂志，2011，46（5）：402-7.

[154] 张芹，杨蕾，杨安奎，等.鼻腔鼻窦腺样囊性癌88例临床分析 [J].中华耳鼻咽喉头颈外科杂志，2009，44（4）：311-4.

[155] WANG H G，SHEN C X，CHEN F，et al. [Clinical features of advanced adenoid cystic carcinoma in the nasal cavity and paranasal sinuses：analysis of 21 cases] [J]. Nan fang yi ke da xue xue bao = Journal of Southern Medical University，2017，37（6）：847-52.

[156] 魏明辉，唐平章，徐震纲，等.鼻腔鼻窦腺样囊性癌40例临床分析 [J].中华耳鼻咽喉头颈外科杂志，2009，44（5）：381-4.

[157] KHAN M N，KONUTHULA N，PARASHER A，et al. Treatment modalities in sinonasal undifferentiated carcinoma：an analysis from the national cancer database [J]. International forum of allergy & rhinology，2017，7（2）：205-10.

[158] 樊代明.整合肿瘤学·临床卷[M].北京：科学出版社，2021.

[159] 樊代明.整合肿瘤学·基础卷[M].西安：世界图书出版西安有限公司，2021.